암의 역습

GAN NO GYAKUSHUU

ⓒ MAKOTO KONDO 2021

Originally published in Japan in 2021 by X-Knowledge Co., Ltd.

Korean translation rights arranged through AMO Agency KOREA.

Original Japanese Language edition published by X-Knowledge Co., Ltd.

Korean translaltion rights arranged with Firforest Publishing Co. through AMO Agency Ltd.

의사를 만나기 전 알아야 할 암 치료의 진실

암의 역습

곤도 마코토 지음 ｜ 배영진 옮김

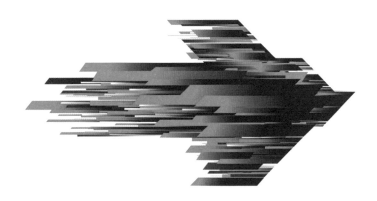

전나무숲

Prologue

암이 역습한다는데,
진짜인가요?
암이 역습한다는 게
무슨 뜻인가요?

▶ 정말이다. 지금의 암 예방법도 치료법도 모두 틀렸다. 공격하면 날카로운 엄니를 드러내는 '암의 역습'을 우리는 두려워해야 한다.

이 책은 암과 싸우지 않고 편안하게 오래 살기 위한 마음가짐 지침서다. 암의 90%를 차지하는 고형암(위암, 폐암, 대장암, 유방암과 같이 종양 덩어리가 생기는 암)과 지혜롭게 공생하는 방법을 얘기한다.

나의 졸저《암 치료로 죽임을 당한 사람, 암 방치로 살아난 사람》을 읽은 한 독자가 이런 후기를 들려주었다.

"암세포도 우리 몸의 일부이므로 억지로 치료하지 말고 함께 사이 좋게 지내는 편이 좋다는 말이죠? 이건 생각조차 못 했어요!"

확실히 그렇다. 암은 외부로부터 자극을 받으면 뜻밖의 반격에 나서서 우리 몸을 불편하게 만들기 때문이다. 공격하면 날카로운 이빨을 드러내고 우리를 역습해온다.

보통 암은 CT(컴퓨터단층촬영) 검사를 거쳐 진단을 받는다. 그러고 나면 수술 또는 항암제치료를 하게 되는데, 치료하다 보면 면역력이 떨어지고 전이가 빨라진다. 방사선을 지나치게 쐬어 뼈가 부러지는 일도 생긴다. 더 나아가 우울증, 치매, 불면, 인지 기능 저하 등이 나타나고, 급격히 살이 빠지는 바람에 체력이 떨어지거나 감염증에 걸릴 수 있다. 통증, 저림, 요실금, 탈모 등의 후유증과 부작용으로 여생을 괴롭게 보내야 할지도 모른다.

암을 찾아내거나 해치우려 할 때 '즉각 보복하듯' 일어나는 이러한 재앙을 한데 묶어서 나는 '암의 역습'이라 부른다.

▶ "수술을 하면 암이 난폭하게 굴 수도 있고…"라고 외과의들이 소곤거리는 건 '암을 잘라내서는 안 된다'는 사실을 알려주는 힌트다.

암의 역습이 가장 잘 드러나는 것은 수술이다.

수술이란 메스로 피부를 베서 흉부나 복부 등에 생긴 질병을 고치는 행위다. 인체 입장에선 '인공적인 큰 상처'다. 특히 암은 해당 부위를 크게 잘라내거나 해당 장기 전체를 적출한 후에 관련된 림프샘까지 몽땅 제거하는 대수술이 되기 쉽다.

그래서 외과의들은 이전부터 "수술을 하면 암이 날뛴다", "공기를 쐬면 암이 화를 낸다"와 같은 이야기를 동료와 소곤소곤 주고받았다. 대체로 메스를 가하면 암이 기세를 급히 올리기에 재발이나 임종이 재촉된다는 것을 경험으로 알고 있기 때문이다. 단, 공기와는 관계가 없다.

메스가 가해져 혈관이 잘리면 혈액과 함께 암세포도 흘러나와 상처 부위에 붙는다. 그곳에서 암세포가 폭발적으로 증가하여 '국소 전이'라 고 부르는 재발이 일어난다.

일본의 TV 사회자 이쓰미 마사타카는 진행이 빠르다고 알려진 경 성(scirrhous, 딱딱한 암의 성질을 지닌) 위암으로 사망했다. 그의 지인이 이전에 외래 진료 차 나를 방문했을 때 이런 이야기를 한 적이 있다.

"이쓰미 씨가 수술했다는 말을 듣고 병문안을 갔어요. 그때 보게 된 이쓰미 씨의 복부는 충격적이었어요. 상처 부위를 암세포가 빽빽 이 덮고 있어서 검붉고 딱딱하게 부풀어 있었거든요."

이쓰미 씨는 이후 재수술에서 장기를 3kg이나 적출했으며, 재수 술 후 3개월 만에 세상을 떠났다.

▶ 수술이라는 자극으로 잠자던 전이가 깨어난다. 수술 실수와 항암제 때문에 급사하고, 방사선 과다로 뼈 가 부러지고….

수술에 자극을 받아 암세포가 전이되거나 재발하는 일도 흔하다.

일본의 여배우 야치구사 가오루는 건강검진에서 췌장암이 발견되어 췌장 전체를 적출하는 수술을 받았으나 1년 뒤에 간에서 암이 재발했고 그로부터 10개월 후에 세상을 떠났다. 여배우 가와시마 나오미(담관암)와 전 스모선수 지요노 후지(췌장암)도 무척 건강했었지만 암 수술 후 수개월이 지나 암이 재발해 1년 만에 사망했다.

특히 폐, 위, 대장, 자궁 등에 생긴 암은 조기에 발견하더라도 메스가 가해지면 심각한 합병증이나 후유증을 일으킬 가능성이 크고, 심하면 생명을 잃을 수도 있다. 배우 아쓰미 기요시는 간에서 전이한 폐암을 수술하고 4일째 되는 날에 영면했다. 한 가부키 배우는 식도암으로 식도 전체를 적출하는 수술을 받았는데 얼마 후 폐에 소화액이 역류하는 바람에 폐부종이 생겨 4개월 만에 운명했다.

의료사고도 두려운 일이다. 일본에서는 대학병원이나 암 센터에서 복강경 수술을 받은 암 환자 중 여러 명이 사망한 사건도 있었다.

수술 이외의 치료법에서도 암은 무수히 많은 역습을 일으킨다. 예를 들면, 항암제의 독성으로 정상 세포가 손상을 입은 나머지 급사한 사람도 있다. 피아니스트 나카무라 히로코는 대장암 수술 후에 항암제치료를 받고는 "전혀 부작용이 없어서 다시 피아노를 쳤어요!"라며 기뻐했는데, 급사하고 말았다.

의사들이 하는 **"요즘의 항암제는 부작용이 아주 적어요"**라는 말은

'약으로 구역질 등을 억제했다'는 뜻일 뿐 독성은 이전과 똑같다. 견딜 만하다고 계속 항암제 주사를 맞은 나머지 갑자기 죽는 사람이 늘고 있다.

방사선을 지나치게 많이 쐬는 것도 피부, 장기, 그리고 뼈가 상하는 역습을 부른다. 여배우 기키 기린은 유방암으로 유방 전체를 적출하는 수술을 받은 뒤 13군데에 암이 재발하여 모두 30곳에 방사선치료를 받았다. 그런 후에 넘어지는 바람에 고관절 부근의 뼈가 부러져서 수술했으나 1개월 후에 영면했다. 방사선의 선량(線量)이 과다하여 대량 출혈이나 골절을 당한 사람도 나는 많이 봤다.

▶ 암은 목숨을 빼앗는 '진짜 암'과 전이하지 않는 '유사 암'으로, 처음부터 그 운명이 갈린다.

이상은 암의 역습의 일부분으로, **암의 역습에 반격을 해도 승산이 전혀 없다.**

암세포는 정상 세포의 유전자가 돌연변이를 일으켜서 생겨나는 또 하나의 우리 몸속 세포다. 2, 4, 8… 식으로 이분열(二分裂)을 계속하여 그 숫자를 무한히 늘리는 동시에 혈류를 타고 다니며 온몸의 여기저기에 달라붙어서 쉼 없이 몸집을 부풀린다. 이것이 바로 '암전이'다. 직경이 겨우 1mm밖에 안 되는 암에 암세포가 100만 개나 들어 있다.

암, 즉 악성종양은 현미경을 통해 관찰된 세포의 '생김새'에 따라서 판정된다. 세포의 형태가 비뚤비뚤 나쁘면 '암'으로 진단된다. 까다로운 점은, 똑같이 생김새가 나쁜 암인데 전이로 생명을 앗아가는 '진짜 암'일 수도 있고, 내가 '유사 암'이라고 부르는 무해한 가짜 암일 수도 있다는 것이다.

암에는 iPS 세포(induced Pluripotent Stem cells. 유도 만능 줄기세포)로 유명해진 줄기세포가 있는데, 이 세포가 암이 생기는 순간에 진짜 암인지 유사 암인지를 결정한다. 진짜 암은 크기가 직경 0.1mm 이하인 시점부터 전이를 시작하며, 우리가 조기 발견할 수 있는 직경 1cm 전후로 커졌을 때는 벌써 온몸 여기저기에 전이해 있다. 그러므로 **진짜 암은 어떠한 치료를 하더라도 재발한다.**

▶ 미국, 유럽에서는 유사 암의 존재를 상식으로 받아
    들인다.

한편, 유사 암은 전이 능력이 없는 부스럼(또는 종기)이다. 서구 사
회에서는 암에 가짜가 있다는 것이 상식으로 통한다.

전립샘암과 유방암을 건강검진에서 대량으로 발견하여 수술했
는데도 암 사망률이 감소하지 않은 것을 확인한 서구 사회에서
는 '조기 발견으로 낫는 것은 가짜 암뿐'이라고 결론내리고 전립샘
암의 PSA(Prostate Specific Antigen) 검사와 유방암의 맘모그래피
(mammography) 검사를 하지 않도록 권고하고 있다. 위나 폐의 집단
암 검진도 '암 사망률을 줄인다는 증거가 없다'는 근거로 폐지했다.

그러나 일본에서는 지금도 '조기 발견, 조기 치료'를 강하게 밀어
붙이고 있다. 특히 PSA 검사는 채혈만으로 이루어지므로 받는 사람
이 많아졌다. 그 결과, 연간 10만 명 가까이, 다시 말해 30년 전의 10
배 이상 되는 사람들이 전립샘암으로 진단됨으로써 '남성 암 발생
순위'에서 톱 자리에 다가서고 있다.

무수히 많은 '전립샘 유사 암 환자'가 단점밖에 없는 과잉 치료로
전립샘이 절제되어 평생 기저귀를 차기도 하고 항암제치료로 요절하
기도 한다. PSA 검사에서 전립샘암이 발견되자마자 방사선치료를 받

았으나 수년 후에 다시 PSA 수치가 올라 항암제치료에 돌입했는데 수개월 만에 숨진 사람도 있다.

"암이 작을 때 발견되어서 다행이야. 운이 좋았어!"라며 기뻐하는 사람은 부스럼(또는 종기)이 암으로 진단되는 바람에 과잉 치료로 몸을 상하게 했을 가능성이 크다. 운이 좋았다기보다 손해를 본 것이다.

▶ '진짜 암'을 의료체계는 감당하지 못한다. 암 사망자 수는 20년 후에도 줄어들지 않을 것이다.

"최첨단 의료 기술이 있어 인류는 머지않아 암을 극복할 것이다"라고 믿는 사람들이 많다. 하지만 암 사망자는 계속 늘어나 지난 40년간 국민 사망 원인 1위 자리를 지키고 있다. 더욱 일본 국립암센터는 '20년 후에도 암 사망자 수는 줄지 않는다'고 예측한다. 아무리 의료 기술이 진보하더라도 진짜 암은 치료할 수 없기 때문이다.

상황이 이러하다면 "암은 질병이 아니라 노화현상이다"라고 생각을 바꾸어보자. 암을 만들어내는 '유전자의 상처'는 나이를 먹을수록 많아지므로 암도 늘어나기 마련이다. 80세 이상인 사람의 유체를 해부해보면 거의 모두에게서 암이 발견된다. 그러므로 **암과 싸우기**

보다 노화로 받아들이는 편이 훨씬 편안하게 살아갈 수 있다.

나는 의사가 되어 반세기 동안 4만 명 이상의 암 환자를 진료해왔다. 내가 다른 의사들과 다른 점은 암 치료를 받는 환자들뿐만 아니라 몇 년 동안이나 상태를 지켜보거나 암 치료를 거부한 사람들도 진료하면서 증상의 진행 과정을 아주 많이 관찰해왔다는 것이다.

게이오대학병원에 근무하던 시절에는 암을 방치한 수백 명의 환자들을 가장 길게는 24년간 정기적으로 진료했다. 암의 종류는 위암, 대장암, 전립샘암, 식도암, 폐암, 유방암, 자궁암, 신장암, 방광암, 난소암 등이었다. 대학병원 같은 거대 의료기관에서 이렇게 다양한 '암 방치' 환자들을 장기간 진료해온 의사는 이 세상에서 나뿐이라고 자부한다. 그리고 도쿄 시부야에 있는 '곤도 마코토 세컨드 오피니언(second opinion)* 외래'에는 개설 8년 만에 1만 명의 환자들이 방문해 전국 각지의 암 치료 현황을 훤히 알 수 있다.

"병원에 자주 가는 사람일수록 수명을 단축하기 쉽다."

이는 내가 제일 자신 있게 할 수 있는 말이다. 건강하다면 검사 같은 것은 받지 말고 암을 억지로 찾아내지도 말아야 한다. 그리고 아

---

* 세컨드 오피니언(second opinion) : 첫 번째로 검진한 의사의 소견을 '퍼스트 오피니언'이라 한다면 다른 기관, 다른 의사의 객관적인 소견을 '세컨드 오피니언', '제2의 소견'이라고 말한다. 곤도 마코토는 일본에서 제일 유명한 세컨드 오피니언이다.

래의 다짐을 지키는 것만으로도 상당히 좋은 삶의 질을 유지할 수 있으리라.

'만약 암이 발견되면 될 수 있는 한 가만히 둔다. 통증 같은 증상이 나타나면 그것을 억제하는 완화 케어(주로 말기암 환자의 고통 완화 치료를 뜻함)를 적극적으로 받는다.'

▶ 채식 중심의 식사요법으로 살이 빠지면 체력이 약해져서 암이 난폭해진다. 몸을 따뜻하게 하는 것도 무의미하다.

암 치료 이외에 암의 역습을 부르는 또 다른 원인은 '식사요법'이다. 음악가 사카모토 류이치가 2021년에 직장암 수술을 받았다고 공표했다. 그는 6년 전에 인두암을 앓아 미국에서 방사선치료를 받고 '증상이 완화됐다'고(외관상 암이 없어졌다고) 믿고 있었던 만큼 "새롭게 직장암이 발견됐습니다"라는 의사의 말에 크게 낙담했다. 사카모토는 40대 이후로 건강에 집착하며 현미와 채소 중심의 식생활을 20년 이상 해왔는데, 나는 사카모토가 오랜 세월을 살이 너무 빠진 상태로 지내는 것이 걱정이다.

암은 정상 세포를 좌우로 밀어 헤치고 번식하기에, 이에 맞서려면 육류와 유제품을 포함한 동물성 단백질을 든든히 먹고 체력을 기르는 것이 급선무다. 하지만 암에 걸렸다며 육류와 유제품을 뺀 식사요법을 해서 야윈 사람들이 너무 많다.

1970년대 일본 아이돌 그룹 캔디즈(Candies)의 일원이었던 다나카 요시코는 십이지장궤양을 절식(絶食)으로 치료한 후 19년 만에 유방암 전이가 나타나서 사망했다. 절식으로 체력이 떨어지면서 암의 역습을 부른 것이 아닐까 하는 생각이 든다. 게이오대학병원에서 만난 암 환자들 중에서 암이 급격히 커지기 시작한 사람들이 있었는데, 그 원인을 알아봤더니 나 몰래 식사요법에 열중하고 있었다. 후지타 보건위생대학의 의사 히가시구치 다카시가 "암 환자들 대부분이 영양 부족으로 인한 감염증으로 죽는다"라고 조사 결과를 보고한 바 있다. 그러니 어쨌든 영양 섭취는 잘해야 한다.

참고로, "몸을 따뜻하게 하면 암이 죽는다", "체온을 올리면 면역력이 좋아져서 암에 걸리지 않는다"는 이야기도 근거가 없으며, 오히려 화상과 열중증(熱中症)*을 부를 뿐이다. 건강도 생명도 남에게 맡기거나 '맹신'을 따르는 것으로는 지킬 수 없다.

---

* 열중증 : 열사병, 열경련 등 체내에 축적된 열이 발산되지 않아서 일어나는 장해의 총칭이다.

▶ 암에 역습을 당하지 않으려면 다음의 8가지 사항을 지키자.

1. **검사를 받지 않는다.** 건강검진, 국가 암 검진이 불행의 시작이다.

2. **병원을 가까이하지 않는다.** 섣불리 진찰받다가는 혈액검사 등에서 암을 찾아낼 수 있다.

3. **암이라고 진단되어도 통증이 없다면 잊어버리고 지낸다.** 우리가 중년을 넘기면 대개 몸속 어딘가에 암이 있다. 공생이 제일이다.

4. **암 수술은 하지 않는다.** 스텐트(stent. 확장기), 라디오파(radio波), 방사선 등 되도록 몸을 상하게 하지 않는 방법을 선택한다.

5. **방사선은 지나치게 쐬지 않는다.** 뼈 전이, 설암, 자궁경부암, 방광암 등에 효과가 있지만 선량이 너무 많으면 위험하다.

6. **고형암에는 항암제를 쓰지 않는다.** 항암제, 분자 표적제, 옵디보(Opdivo) 등 모든 항암제류는 수명 연장 효과가 불분명할 뿐만

아니라 독성이 너무 강하다.

7. **골고루 잘 먹는다.** 특히 육류, 유제품, 달걀 등 동물성 단백질을 잘 섭취하여 정상 세포를 튼튼하게 만든다.

8. **이 책에서 지식을 습득한다.** 암을 방치한 환자까지 포함하여 4만 명 이상을 진료해오면서 터득한 이치와 암 환자에게 필요한 마음 가짐을 총망라한 이 책에서 암과의 행복한 공생법을 배운다.

　중요한 점은 직감, 지성, 이성이다. '요즘의 암 치료는 아무래도 이상해', '의사가 하라는 대로 하는 건 위험해'라는 직감이 제일 중요하다. 그다음에 과학적 근거에 기초한 지식을 늘려서(지성) 생각할 재료가 갖추어지면 자신의 머리로 사고하여 결정한다(이성). 이 3가지 힘이 암의 역습을 피할 수 있는 최대의 방어책이다.

　먼저 이 책을 통해 암에 관해 올바르게 잘 알아두자! 아무쪼록 과학적이고 실천적인 마음가짐을 가슴속에 깊이 새겨두자!

– 곤도 마코토(近藤誠)

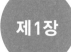

암과 싸우지 마라!
'곤도 마코토의 세컨드 오피니언 외래'에서 만난 사람들

제3장 암과의 공생
몸을 해치지 않고 평온하게 암과 함께 지내는 방법

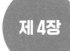

제4장 "이것만 하면 암이 예방되거나 사라진다"는 말은 전부 엉터리
암 환자들을 헷갈리게 하는 풍문들

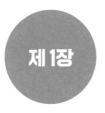

제 1장

'암의 역습'에 관한 Q&A

– 암 검사 · 치료 · 후유증 · 부작용 등 –

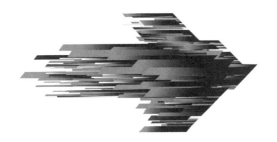

암 진단 과정에서
'생김새', '악성도'라는
말을 쓰던데
무슨 뜻인가요?

Answer 01

암 진단의 결정적인 근거는
현미경으로 본 세포의 모양입니다.
이것이 '생김새'입니다.
세포가 찌그러져서 생김새가 안 좋으면
'암(악성종양)'이라고 진단합니다.
'악성도'란 생김새에서 예상되는
'나쁜 성질의 정도'를 말합니다.

인상은 나쁘지만 인성이 좋은 사람이 많듯이,
생김새는 '암'이어도 사람을 죽이지 않는 '유사 암'이
'진짜 암'보다 더 많다.

▶ 인상이 나쁘면 악인으로 여기듯, 세포의 생김새가
  좋지 않으면 '암'으로 진단한다.

암을 진단받는 단계에서 '생김새', '악성도'라는 말을 자주 듣는다.

"당신의 경우, 종양의 생김새가 몹시 나쁘고, 악성도가 높은 암이

라서…."

'어, 암이라는 진단만으로도 충격인데, 생김새도 나쁘다고?'

'악성종양인 데다 악성도도 높다고?'

암은 대단히 헷갈리기 쉽고 오진이 많은 질병이다. 그렇더라도 어

쨌든 진단의 결정적 수단은 '세포의 생김새'다. 사람을 만났을 때 첫

인상이 나쁘면 경계하거나 악인으로 몰아가듯이, 세포의 생김새가

좋지 않으면 암으로 진단한다.

정상 세포와 암세포의 차이는 '질서'다. 정상 세포는 상처가 생긴

곳에서 증식하여 틈을 메운다. 다 나으면 증식을 멈춘다는 인체의

순리를 따르며 분열하고 형태도 잘 갖추고 있다. 반면에 암세포는 폭

주족처럼 제멋대로 증식을 계속한다. 형태도 비뚤비뚤하다.

▶ 악성도가 높을수록 암이 마구 날뛰기 쉬우므로 되도록 가만히 둔다.

검사에서 "PSA 수치(전립샘암의 종양표지자)가 높다", "폐에 그림자가 있다"는 말을 들으면 낯빛이 노래진다. 하지만 이 단계는 어디까지나 "암이 의심된다"고 알려줄 뿐이다. "암이 확실하다"는 판정은 병리과 전문의가 병리검사(세포 진단, 조직 진단)를 한 뒤에 내린다.

세포나 조직을 채취하는 방법은 여러 가지다. 흉막강이나 복강에 침을 찔러 넣어 흉수나 복수를 빨아들이는 방법, 전립샘이나 유방에 침을 꽂아서 떼어내는 방법(침 생체검사), 기관지의 표면이나 자궁 경부의 점막을 브러시 등으로 문질러서 시료를 얻는 방법 등이 있다. 이렇게 채취된 세포나 조직을 염색하여 현미경으로 본 후에 진단을 확정한다.

정상 세포(양성종양)는 외관이 공처럼 둥근 모양으로 정돈돼 있고 크기도 균일하다. 그러나 암세포(악성종양)는 크기가 고르지 못하고 모양이 찌그러져 있어서 세포 사이의 경계선도 들쑥날쑥하다.

의사가 "생김새가 좋지 않은 암이다", "악성도가 높다", "성질이 나쁘다"라고 말하는 것은 '세포의 형태가 심하게 일그러져서 진행이 빠르고 전이나 재발이 일어나기 쉽다'는 뜻이다. 단, 환자를 치료로 몰아붙이고자 거짓말을 하거나 "악성도가 높아서 아무것도 하지 않으면 곧 죽는다"와 같은 말로 협박하는 의사들도 많기 때문에 조심해야 한다.

나중에 자세히 설명하겠지만, **악성도가 높다는 말은 '치료를 하면 암이 날뛸 가능성이 높다'는 의미도 된다. 그러니 되도록 그냥 두는 것이 정답이다.**

▶ 암 보험 약관에 '상피내암종은 진단비 대상에서 제외한다'는 조항이 있다. 이 말은 '생김새로는 암이지만 진짜 암이 아니다'라는 의미다.

첫인상은 나빠도 인성이 좋은 사람들이 많은 것처럼, 암도 '생김새는 나쁘지만 사람을 죽이지 않는' 유형이 있다. 암의 절반 이상이 전이 능력이 없는 가짜 암인데, 나는 이것을 '유사 암'이라고 부른다.

사실 일본과 서양은 소화관에서 생기는 암의 판정 기준이 상당히 다르다. 식도·위·대장에 발생한, 생김새가 나쁘면서 '점막 내'와 '상피 내'에 머무르는 종양을 일본에서는 암이라고 판정하는데, 서양에서는 암과 다르다고 취급한다. 예를 들어, 서양에서는 일반적으로 대장암을 '암세포가 점막 하층에 침윤(번지는 잉크처럼 퍼지는 것)한 것'으로 간주한다.

일본에서 '점막내암', '상피내암종(癌腫=암)'이라고 불리는 병변은 전형적인 유사 암이다. 암 보험의 약관을 훑어보면 잘 알 수 있다. 상피내암종에 대해서는 '대상에서 제외', '암 진단 확정 시의 진단비가 보통 암의 10%', '특약이 필요'와 같은 계약 조항이 별도로 추가되기도 한다.

또한 상피내암종이 대상이 될 때는 보험료가 높아지기도 한다. 암 검진이나 종합건강검진에서 얼마든지 발견되는 상피내암종은, 사실 무해한 부스럼(또는 종기)이다. 이런 암의 진단비를 후하게 보장하면 큰 손해를 입는다는 사실을 보험회사는 이미 잘 알고 있는 것이다.

상피내암종뿐만 아니라 자각증상이 없는데 검사에서 조기 발견되는 암도 90%가 유사 암이다. 의사가 권하는 대로 수술하고 나서 "5년간 무사했다. 나았다. 운이 좋았어!" 하고 기뻐하는 사람은, 사실 무의미한 수술로 몸에 상처를 냈으므로 손해를 본 것이다. 유사 암인데도 항암제치료까지 받고 젊은 나이에 죽은 사람도 꽤 많다.

만일 나머지 10%의 진짜 암이라면 치료는 더더욱 위험하다. 유명 인사가 종합건강검진에서 암을 발견하고 치료를 시작한 지 얼마 지나지 않아 바로 사망하는 비극이 끊이지 않고 있다.

몸이 건강하고 밥맛도 좋은데 "암이 의심되므로 정밀검사를 한번 받아보세요"라는 권유를 받으면 그저 한 귀로 듣고 한 귀로 흘려야 한다. 그리고 세포의 생김새 따위는 절대 검사하지 말아야 한다. 물론 그전에 암 검진도 종합건강검진도 가까이하지 않는 편이 더 좋다.

진짜 암은 악성종양,
유사 암은 양성종양?
폴립은 언젠가
암으로 변하나요?

암으로 진단된 종양은
'진짜 암'과 '유사 암'으로 나뉩니다.
진짜 암은 처음부터 전이가 온몸에
숨어 있다가 언젠가 목숨을 빼앗고,
유사 암은 악성으로 분류하지만
성질은 양성인 암입니다.
폴립은 양성종양이며,
암으로 바뀌지 않습니다.

———

폴립은 양성종양인데도 불구하고
일부 의사들은 "암으로 변한다"고 거짓말을 해서
무의미한 수술을 받게 만든다.

▶ 진행이 안 되는 조기 위암과 '유방 온존요법' 덕분에 암에 대한 상식을 의심하기 시작했다.

'어라, 조기 위암 중에는 방치해도 더 이상 진행되지 않는 경우가 꽤 있는 모양이네!'

내가 암의 상식에 관하여 의문을 품기 시작한 때는, 1973년에 게이오대학 의학부를 졸업하고 동 의학부의 방사선과 의사로 채용된 지 얼마 지나지 않았을 무렵이었다.

당시 나는 위(胃)의 방사선 진단학을 전공하고자 의학 잡지《위와 장》의 지난 호에 실린 논문을 속속들이 읽고 있었다. 일상 업무로는 위암 검진에서 '정밀검사 요망'이라는 결과를 받은 사람의 엑스선 촬영과 화상(畫像) 진단도 자주 했다.

그런데 '치료하지 않아도 커지지 않는 조기 위암'에 대한 보고서나 사례가 자주 눈에 들어왔다. 하지만 고개를 갸웃거리면서도 '이건 예외겠지' 하며 깊이 생각하지 않았다. 왜냐하면 그 당시에는 "암은 방치하면 차차 커지고 전이되어 생명을 앗아간다. 그래서 조기 발견, 조기 치료가 중요하다"는 것이 기본 의학 상식으로 머리속에 박혀 있었기 때문이다. 하지만 싹튼 의문은 풀리지 않고 계속 남아 있었다.

나는 1979년에 미국으로 유학하여 유방암의 종양만 잘라내는 '유방

온존(溫存)요법'*을 배웠는데, 비교 시험 결과를 보고 나서 깜짝 놀랐다. '암을 절제하기 위해 유방을 통째로 절제하든 일부분만 절제하든 전이율과 생존율은 변하지 않는다'라는 데이터가 있어서였다.

▶ 큰 수술이든 작은 수술이든 생존율은 같다. 요컨대,
  암 환자의 운명은 정해져 있다.

그때까지 약 70년 동안이나 전 세계의 여성들은 유방암이 발견되면 할스테드 수술*을 표준치료로 여겨 어쩔 수 없이 유방을 절제했다. 이때 '유방암은 림프샘을 통하여 온몸에 전이되므로 의심스러운 부분은 전부 절제한다'는 사고방식에 근거하여 유방, 대·소흉근, 겨드랑이 밑의 림프샘까지 지방과 함께 도려내듯이 자른다.

수술 후에는 갈비뼈가 보일 정도로 끔찍한 흉터가 남을 뿐만 아니라, 림프샘도 절제하기에 림프액의 흐름이 나빠져서 팔이 통나무처럼 붓고 위로 올릴 수도 없으며 저림 등의 후유증도 심하다. 이처럼

---

* 유방 온존요법 : 암을 축소하여 수술하고 유방을 보존하는 요법.
* 할스테드 수술(Halsted's operation) : 기초적 유방암 수술법으로, 유방의 근육까지 절제한다.

여성의 인생이 엉망이 되는 큰 수술을 받든 그렇지 않은 작은 수술을 받든 나을 사람은 낫고 전이가 되어서 죽을 사람은 죽는다.

'그렇다면 치료와 관계없이 암 환자의 운명은 애초부터 정해져 있는 것은 아닐까? 조기 위암 역시 치료하지 않아도 진행되지 않는 유사 암이 실제로는 상당히 많지 않을까?'

그동안 철석같이 믿었던 의학 상식이 내 안에서 와르르 무너지기 시작했다.

▶ 진짜 암은 목숨을 위협하지만, 유사 암은 무해한 부스럼이다.

나는 의문을 파고들었다. 그랬더니 어느 순간 머릿속에서 암이 두 종류로 뚜렷이 나뉘면서 단숨에 의문의 안개가 걷히기 시작했다. 그리고 "사람을 죽게 하는 암은 검사에서 발견되기 훨씬 전부터 온몸에 전이가 숨어 있다. 그래서 암이 있는 장기를 통째로 드러내도 언젠가는 전이가 나와서 목숨을 빼앗는다. 반면에 사람을 죽게 하지 않는 암은 전이 능력이 없어서 부스럼(또는 종기)과 같다"는 결론에 다다랐다.

이때부터 나는 이 두 종류의 암을 '진짜 암', '유사 암'이라고 나누어 불렀다. 정리하면, 암(악성종양)으로 진단된 종양은 진짜 암과 유사 암, 다시 말해 '유해한 암'과 '무해한 암'으로 나뉜다. 진짜 암은 처음부터 전이가 온몸에 숨어서 치료해도 낫지 않는다. 유사 암은 전이 능력이 없어 내버려두어도 생명을 앗아가지 않는다.

현미경으로 보았을 때는 진짜 암인지 유사 암인지를 전혀 구별할 수 없다. 의학 데이터로부터 거꾸로 계산해보면 전이는 암세포가 생겨나자마자, 즉 지름 0.1mm 미만의 크기일 때부터 시작된다. 검사에서 암이 발견되는 크기는 지름 1cm 전후다. 이는 암이 생긴 지 5~20년이나 지났을 때의 모습이며, 진짜 암이라면 온몸에 수백 개의 전이가 잠복해 있다.

한편, 직경이 1cm 전후가 될 때까지 전이하지 못한 유사 암이 새로운 전이 능력을 갖춘다는 것은 불가능하다. 왜냐하면 전이하는 암은 직경 1mm가 되기도 전에 온몸으로의 전이를 끝내는 것으로 밝혀졌기 때문이다.

또한 **대장이나 위의 점막에 혹처럼 돌출한 것, 즉 폴립은 양성종양이다. 이는 암으로 변할 리 없으며, 암으로 변했다는 증거가 이 세상에 전혀 없다.** 그런데도 일부 의사들은 "암이 될 위험이 있다"라는 말로 환자를 위협하며 잘라낸다. 내시경 수술로도 죽을 수 있으므로 주의해야 한다.

암 검진이나
종합건강검진이 유행인데
받아야 할까요,
받지 않는 편이 좋을까요?

받지 않는 것이 좋습니다.
건강한데 검진 후에
암이 발견됐다는 말을 듣고
치료를 받으면 몸만 상합니다.
세계적으로 생명 연장을 증명한
암 검진은 단 1건도 없습니다.

———

CT 검사의 방사선 피폭,
침 생체검사(인체에 침을 찔러서 조직을 떼어내서 하는 검사) 후의
통증과 출혈, 스트레스 등 검사로 인한 해로움도 크다.

▶ 코로나19 팬데믹 탓에 암 검진 수가 반으로 줄었다.
암 검진을 제때 받지 못해서 죽는 일이 생기지는 않
을까?

'미리 대비해두면 걱정할 것이 없다', '실패하지 않도록 사전에 철저히 준비한다' 등 우리 사회에는 유비무환(有備無患)을 강조하는 격언이 많다. 실제로 어떤 경우든 '만일'에 대응하기 위해 철저히 준비하는 것이 상식처럼 받아들여진다. 질병에 관한 대비도 열심이어서 해외에도 없는 직장 건강검진, 집단 암 검진, 종합건강검진이 계속되고 있다.

그런데, 암 검진과 종합건강검진이 정말로 '대비' 구실을 제대로 하는 걸까?

코로나바이러스 감염증-19(이하 코로나19) 때문에 병원에 가지 못한 사람들이 늘어난 2020년, 일본에서 질환·사고·자살 등으로 말미암은 사망자 수는 전년보다 9,373명이나 줄어들었다(후생노동성 발표). 참 희한하게도, 검사와 치료를 받을 수 없었기 때문에 많은 생명이 구해질 수 있었던 것이다.

암 검진을 받은 사람 수도 절반으로 줄었다. 존슨앤드존슨 메디컬 컴퍼니(Johnson&Johnson Medical Company)가 2020년 10월에 일본

내 1만 5,000명을 대상으로 조사한 결과 '2020년에 암 검진을 받았거나 받기로 한' 사람은 20~30%에 머물렀다.

과연 암 검진을 받지 않는 사람이 늘어나면 암 사망률이 증가할까?

암의 발견을 놓쳐서 암으로 픽픽 쓰러져 죽는 사람들이 많아질까?

암 진단 후 '5년 생존율'이 암 치유의 기준이므로 2025년에는 암 검진의 유효성이 밝혀지리라.

▶ 온 나라에서 '조기 발견, 조기 치료'를 40년간 열심히 추진했는데도 암 사망률은 늘어만 간다.

일본에서는 1980년대부터 '조기 발견, 조기 치료로 암이 낫는다'며 거국적으로 암 검진을 밀어붙였다. 그러나 암 사망률이 줄어들기는커녕 지속적으로 늘어 40년 내내 사망 원인 1위를 암이 차지했다. 조금도 '낫는 병'이 되지 않았다.

일본에서는 엑스선 촬영 차량까지 동원하며 폐암 집단 검진을 시행하고 있지만 미국과 유럽에서는 이미 40년 전에 폐암 집단 검진을 폐지했다. "폐암 사망률을 줄이는 효과가 불분명한 데다 방사선 피폭의 위험성 등 단점이 많다"는 것이 이유였다. 이런 데이터를 알면서도 일본에서는 지난 40년 동안 집단 검진을 계속해왔다. 현재 일본인의 전체 암 사망자 중에서 폐암 사망자 수는 남성에서는 1위, 여성에서는 2위일 정도로 많다. 그러나 미국에서의 암 사망률은 1990년대부터 25년간 27%나 줄었다.

전립샘암도 채혈만으로 결과를 알 수 있는 PSA 검사를 시행하면서 1989년부터 2018년까지 30년 사이에 10배 가깝게(연간 4만~5만 명) 환자 수가 늘어났다. 그런데도 전립샘암 사망자 수는 1970년대부터 반세기 동안 줄어들지 않은 채 변동이 없다.

그러나 미국에서는 1만 명 이상의 전립샘암 환자들을 추적 조사한 결과를 토대로 정부 기관이 "PSA 검사는 무의미하다"며 전립샘암 PSA 검사를 중지하도록 권고했다. 일본에서는 PSA 검사로 암이 발견되는 바람에 전립선 절제 수술을 받고 평생 기저귀를 차고 생활하거나, 항암제치료를 받고 일찍 죽는 사람이 수두룩한데 말이다.

▶ 건강한 사람이 암 검진을 해서 볼 이득은 없다. 오히려 '과잉 진단'되어 심한 손상을 입을 수 있다.

미국과 유럽에서는 "건강한 사람은 암 검진을 받아도 수명 연장에서 이득을 볼 수 없다"는 인식이 퍼져 있다. 세계 유수의 의학지 〈BMJ(영국 의사회 저널)〉에는 '수명 연장을 증명한 암 검진은 1건도 없다'라고 결론지은 논문이 실리기도 했다. 지금까지 전 세계에서 '가장 효과가 확실하다'고 여겨온 대장암 검진(대변 잠재혈액 검사)조차 4가지 임상시험 결과를 종합했을 때 검진을 받은 그룹에서 대장암 사망률이 16% 정도 줄어든 것으로 보였지만, 다른 원인까지 포함한 총 사망률은 변하지 않았다는 것이다.

서구에서는 '유방암의 매머그라피(mammography, 엑스선 유방 촬영술) 검진도 사망률을 낮추는 효과가 없다'는 보고가 이어지고 있다. 미국 오리건건강과학대학교는 "과거 30년 동안 건강검진에서 발견된 유방암의 3분의 1이 과잉 진단이었다. 미국에서는 130만 명이 불필요한 치료를 받아왔다"라고 발표했다. 스위스의 의료위원회는 '유방암 검진의 폐지'를 권고하고 있다.

암 검진으로 건강한 사람에게서 암이 발견되면 그 후의 수술이나 항암제치료의 영향으로 도리어 건강이 나빠지기 쉽다. 목숨을 앗아가지 않는 종양마저 암으로 진단되어(과잉 진단) 불필요한 정밀검사나 치료로 심신을 다치기 일쑤다. 이것은 국제 상식이다. 암 검진 때문에 죽임을 당하지 않도록 조심해야 한다.

Question 04

나의 암이 진짜 암인지
유사 암인지는
어떻게 분별하나요?
림프샘에 전이가 있으면
진짜 암인가요?

아무런 증상이 없는데 검사에서
발견되는 암은 대부분 유사 암입니다.
췌장암은 증상이 없더라도
대부분 진짜 암이고,
폐암은 1기라고 하더라도
20~30%가 진짜 암입니다.
림프샘에 전이가 있더라도 다른 장기에
전이하지 않는 유사 암이 많습니다.

내시경으로 제거될 수 있는 위암, 0기 식도암, 0기 방광암,
매머그라피 검진으로만 발견되는 유방암, PSA 검사로 발견된 전립샘암,
0기 자궁경부암은 95% 이상이 유사 암이다.

▶ 진짜 암인지 유사 암인지 어떻게 알 수 있을까?

"제 암이 진짜 암인가요, 유사 암인가요?"

환자가 고뇌에 찬 표정으로 이렇게 물으면 나도 긴장하게 된다. 암으로 진단되고부터 '바로 죽을지도 몰라' 하는 생각이 머릿속에서 떠나지 않아 잠을 잘 못 자고 밥맛도 없고 일도 손에 잡히지 않을 텐데, 소리 없이 비명을 지르는 환자의 얼굴을 볼 때마다 '암 선고는 참으로 못 할 짓이구나!' 하는 느낌이 들어서 한숨이 나온다.

암 치료를 시작하자마자 야위어서 사망했다는 사람들의 이야기를 자주 듣는데, 이는 무리하게 치료한 탓에 생기는 일이다. 그래서 **나는 환자가 자신의 암이 진짜 암인지 유사 암인지를 물으면 "어느 쪽이든 방치하는 것이 최선의 방법입니다", "진짜 암을 무리하게 치료하지 않은 덕택에 5년이나 10년, 또는 20년을 더 사는 사람들이 많습니다. 그 방향으로 목표를 잡아봅시다"라고 권유한다.**

우리에게 생기는 암이 진짜 암인지 유사 암인지는 운명의 방향을 결정하는 요인이다. 그동안 "암을 분별하는 방법을 알고 싶다"는 질문을 많이 받았기에 자세히 설명하고자 한다.

▶ 유방암과 갑상샘암은 '응어리'가 있더라도, 방광암은 '혈뇨'가 나오더라도 유사 암일 가능성이 높다.

병리검사에서 암 진단을 확정하기 위해 현미경으로 세포의 생김새를 보면 진짜 암과 유사 암이 똑같아 보인다. 그러나 나는 총 10만 시간에 걸쳐서 읽고 이해한 전 세계 의학 데이터와, '암 방치 환자'들을 포함한 4만 명의 환자들을 진료한 경험에 근거해서 암이 발견된 부위·크기·진행도(1~4기)에 따라 진짜 암인지 유사 암인지를 대략 짐작할 수 있다.

먼저 **유사 암이 95% 이상인 케이스는 내시경으로 제거되는 위암과 0기 식도암, 0기 방광암, PSA 검사에서 발견된 전립샘암, 매머그라피 검진으로만 발견되는 유방암, 0기 자궁경부암 등이다.**

그리고 유방암, 갑상샘암은 딱딱한 응어리가 발견되어도 유사 암이 많다. 월경이 아닌 출혈이나 혈뇨가 있어서 발견되는 방광암·자궁체암·자궁경부암도 변기를 붉게 물들여 가슴이 철렁 내려앉지만 대부분 유사 암이다. 게다가 유방암·갑상샘암·자궁암은 유사 암의 폭이 넓다. 2기, 다시 말해 침윤이나 림프샘 전이가 조금 보이는 정도까지는 전이가 나오지 않은 채 5~10년을 생존해 있다면 대다수가 유사 암이다.

▶ 췌장암은 십중팔구 진짜 암이다. 폐암·위암·대장암은 수술 후 5년을 살았다면 대개 유사 암이다.

증상은 없는데 암 검진이나 종합건강검진 등의 검사에서 발견되는 암은 대개 유사 암이지만, **췌장암은 증상 없이 발견되더라도 십중팔구 진짜 암이다.**

기침이나 혈담 등의 증상이 있어서 발견되는 **폐암은 진짜 암이 많다.** 증상이 없으면서 암이 폐 속에 머물러 있는 1기 폐암도 20~30%가 진짜 암이다.

폐암·위암·대장암의 경우 진짜 암은 메스를 가하면 전이가 날뛰기 쉬우므로 만약 수술 후 5년을 생존해 있다면 대개 유사 암이다. 진짜 암이더라도 수술을 하지 않으면 전이가 쭉 잠들어 있기에 유사 암처럼 보이는 수가 있다.

위의 점막내암은 99% 이상이 유사 암인데, 그 점막 아래에 잠입한 암은 1기더라도 5% 정도가 진짜 암이다. 3기는 암이 근육층을 넘어서 깊게 침윤하여 림프샘 전이까지 보이는 상태다. 진행 암이 틀림없다고 생각되지만, 다른 장기에 전이하지 않는 경우도 자주 있다. 이러한 3기 유사 암 환자들을 나는 셀 수 없이 많이 진료해왔다. 그리고 4기는 조금 떨어져 있는 장기에도 전이된 것으로, 유사 암일 가능성은 당연히 없다.

하지만 일본의 여배우 기키 기린은 온몸에 암이 퍼진 상태에서도 첫 진찰을 받고부터 14년간 연기자로 활약했다. 암 방치 환자들에게 15년, 20년을 생존하는 건 드문 일이 아니다.

중요한 점은 치료하지 않는 것이다. 유사 암은 해로움이 없고, 진짜 암은 치유법이 아직 발견되지 않았다. 낫게 하려고 애를 쓰다가는 무리한 치료로 생명을 단축시킬 수 있다.

'증상이 없다면 아무것도 하지 않아야 한다. 증상이 나타나면 통증을 억제하는 완화 케어를 받으며 될 수 있는 대로 생활의 질을 유지하면서 편안하게 지낼 수 있는 방법을 찾는다.'

이것이 가장 지혜로운 암과의 공생 방식이다.

왜 암은 잘라내도
전이하나요?
전이가 발견됐다면
말기암인가요?

잘라내기 때문에
오히려 전이가 빨라집니다.
진짜 암은 씨앗이 된 줄기세포에
전이 능력이 있기에
발견되기 훨씬 전부터
이미 온몸에 전이가 잠복해 있다가
잘라내면 전이가 날뛰기 시작합니다.
하지만 전이가 발견된 것만으로는
말기암이라고 할 수 없습니다.

전이는 온몸에 숨어 있던 암세포가 그 세력을 넓혀간다.
그러므로 눈에 보이는 암을 완전히 절제해내더라도
지금은 보이지 않는 암이 언젠간 나오게 되어 있다.

▶ 지금 발견된 암이 다른 부위로 재빨리 전이하는 것이 아니다.

환자와 수시로 이런 대화를 주고받는다.

"암을 방치하려고 해도 용기가 안 납니다. 지금 절제하지 않으면 다른 장기로 전이될 것 같아서요."

"다들 잘못 알고 있는데, 전이라는 것은 지금 눈에 보이는 암세포가 다른 곳으로 옮겨가는 게 아닙니다."

"그럼요?"

만약 여러분이 언젠가 "암에 걸렸다"라는 진단을 받게 된다면 큰 충격을 받아 정신이 아찔해질 것이다. 그럴 때 의사는 "전이되기 전에 빨리 수술합시다"라고 재촉하고, 주위 사람들은 "빨리 치료해요"라고 강요를 해서 치료를 서두르게 될 것이다.

하지만 **암 치료를 시작하자마자 전이로 죽은 사람이 얼마나 많은지 모른다.** 예컨대, 바르셀로나 올림픽 유도 금메달리스트인 고가 도시히코는 몸 상태가 좋지 않아 받은 검사에서 암이 발견되어 2020년 3월에 콩팥 하나를 절제했다. 항암제도 여러 가지를 썼지만 결국 온몸으로 암이 전이돼서 수술 후 1년 만에 세상을 떠났다.

'대장암이 간으로 전이됐다', '유방암이 폐로 전이됐다' 등등 암에는 전이라는 말이 따라다닌다. **암전이란 '최초에 발견된 암과 똑같은 것이 다른 곳에 나타난 상태'를 말한다.**

내가 말하는 진짜 암은 처음 암이 발생한 부위에서 조금 떨어져 있는 장기에 '원격 전이'가 숨어 있는 암을 가리킨다. '숨어 있다'고 표현한 이유는 암이 거리가 제법 떨어진 장기에 전이되어도 크기가 작을 때는 CT 검사 등으로 찾아낼 수 없어서다. 전이는 암의 크기가 작아서 눈에 보이지 않는, 즉 '잠자는 상태'로 있는 기간이 길다.

▶ 암이 발견되었을 때 전이는 벌써 온몸에 숨어 있다.

세계의 의학 데이터를 살펴보면, 진짜 암은 생겨나자마자 직경 0.1mm 이하일 때부터 혈류를 타고 온몸에 전이하기 시작한다고 여겨진다.

iPS 세포로 유명해진 줄기세포는 거의 무한히 분화·증식할 수 있는 능력을 지녔다. '암의 줄기세포'도 최근 속속 발견되고 있다. 암의 병소에는 수십억에서 수백억 개에 이르는 암세포가 들어 있는데, 이 모두는 씨앗이 된 단 1개의 암 줄기세포가 2, 4, 8… 식으로 이분열을 일으켜서 생겨난다.

요컨대, 진짜 암은 씨앗이 된 줄기세포에 전이 능력이 있는 암이다. 암을 조기 발견하는 시기는 1개의 암 줄기세포가 생긴 지 5~20년이 지나 지름이 1cm에 가까운 크기로 자랐을 때다. 진짜 암이라면 벌써 전이를 끝내고 온몸에 잠복해 있다. 이 상태에서 수술을 하면 암이 마치 겨울잠에서 깨어난 것처럼 급격히 날뛰기 시작한다.

▶ 진짜 암은 혈관 벽을 뚫고 폐, 간, 뇌, 뼈로 전이하기 쉽다.

특히 전이되기 쉬운 곳은 폐, 간, 뇌, 뼈이다. 온몸으로 혈액이 흘러 들어가면서 모세혈관이 많은 부위에 잘 전이된다.

예컨대, 폐의 경우 미세한 그물망 모양의 모세혈관에서 탄산가스와 산소의 교환이 이루어진다. 그래서 다른 곳에 있던 암세포가 혈류를 타고 폐로 흘러 들어와서 모세혈관에 걸리기 쉽다.

간은 스펀지처럼 혈액을 듬뿍 함유하고 있으며, 2개의 굵은 혈관에서 산소와 영양분을 받고 있다. 간에서 발견되는 암의 90%는 다른 부위에서 온 '전이성 간암'이라고 알려졌다. 대장에서 흡수된 영양소의 대부분은 먼저 간으로 운반되므로 대장암은 간에 전이되기 쉽다. 뇌와 골수에도 모세혈관이 그물처럼 퍼져 있어서 전이 병터가 될 가능성이 크다.

폐, 간, 뇌는 목숨과 직결되는 중요 장기다. 여기에 암이 전이하여 증대하면 진행 속도는 사람마다 다를지언정 언젠가 호흡, 해독 그리고 신경 기능이 멈춰서 죽음에 이른다.

그러면 암은 어떻게 전이되는 것일까? 암은 상피나 점막에 발생하며, 진짜 암이라면 곧 주위의 혈관 벽을 뚫어서 혈액의 흐름을 타고 온몸을 돌기 시작한다. 그다음에 간이나 뼈의 혈관 벽도 뚫고 거기서 증식하여 응어리를 만든다. 이것이 '원격 전이'다. 암 줄기세포에 혈관 벽을 뚫어서 전이하는 능력이 없는 것이 유사 암이다.

원격 전이가 발견되면 '4기'로 진단하며, 암의 진행 단계로는 최종 단계다. 그렇더라도 4기로 판정되고부터 20년이나 지난 뒤에 걸어서 외래 진료를 받으러 온 환자도 있다. "○개월밖에 살지 못합니다"라는 말을 들은 후에 치료를 중단하고 집에 왔더니 몇 년이나 더 평온하게 살았다는 이야기도 종종 듣는다.

전이가 됐다거나 4기라고 해서 "난 이제 끝이야!" 하고 인생을 포기하는 것은 너무나 아깝다. 죽음의 순서는 아무도 모른다. 살아 있는 이 순간을 소중하게 여기자.

Question 06

"표준치료가
최고의 암 치료"라는
주치의의 말을
믿어야 할까요?

Answer 06

암 표준치료는
전문 학회가 가이드라인을
제멋대로 정해서
'널리 시술되도록 한 암 치료법'일 뿐입니다.
이러한 암 표준치료 때문에
'암의 역습'이
산처럼 쌓이고 있습니다.

일부 의사들은 의학 데이터를 무시하면서
불필요한 수술을 하거나
생명을 단축할 뿐인 항암제치료를 환자에게 강요한다.

▶ 암 표준치료는 의사들의 거짓말로 이루어진 것이다.

"수술, 항암제치료(항암 화학요법), 방사선치료로 이루어진 암 표준치료는 암에 '가장 좋고 훌륭한 치료'다."

이런 자화자찬의 선전 문구를 볼 때마다 깜짝 놀란다. 일본 의료계에서 통용되는 암 표준치료의 실체는, 해당 전문 학회가 가이드라인을 마음대로 결정하여 '각 병원에서 널리 시술하도록 한 암 치료법'이다. 이러한 암 표준치료 때문에 환자들은 하지 않아도 될 치료를 권유받고 있다.

내가 암 표준치료를 비판하는 이유는 의학이 과학인데도 불구하고 치료법을 결정하는 기준에 '돈벌이 제일주의'가 복잡하게 얽혀 있기 때문이다. 의사, 학회, 제약 회사, 의료기기 업체, 관료 등 모두가 의료의 수요를 늘림으로써 이익을 많이 얻기 위해 환자를 늘릴 대책을 세우고 환자들에게 필요도 없는 치료와 약물 사용을 강요해온 게 사실이다.

'수술, 항암제치료, 방사선치료'를 암 표준치료라고 하지만, 이 중 90%가 건강에 무의미하고 유해한 것을 보면 의사들이 거짓말을 해서 만든 표준임에 틀림없다. 그도 그럴 것이, 환자에게 진실을 말해주면 그들이 표준치료를 거부하고 도망을 가버려서 의료기관이 망할 것이기 때문이다. 이는 국립암센터도, 대학병원도, 민간 병원도 마찬가지다.

표준치료는 의학적 데이터를 무시한 채 생명을 위협하지도 않는 병변을 이런저런 이유로 암이라고 진단해서 불필요한 수술이나 항암제치료를 받게끔 환자를 몰아붙여서 일찍 죽게 만든다.

▶ 환자의 생명보다 타산을 더 중시하므로 암보다 암
   치료로 인한 사망이 늘어만 간다.

일례로, 암의 전이를 막는다며 림프샘을 몽땅 잘라내는 '림프샘 곽청(廓淸)*'이 있다. 이 수술법은 림프관과 신경을 끊기에 후유증이 심해서 이후의 인생을 엉망으로 만들어버린다. 세계적으로 '헛되고 해로운 수술'이라고 결론이 났는데도 일본에서는 성행되고 있다.

또한 데이터를 살펴보면, **항암제치료는 고형암에 대해 생명을 연장하는 효과가 없다.** 그런데도 의사는 환자들 대부분에게 항암제치료

---

* 곽청(廓淸) : 암(악성종양) 수술에서 종양 자체를 제거하는 것은 물론, 전이 가능성이 있는 림프절을 한 덩어리로서 제거하는 것.

를 계속 받게 한다. 항암제가 비싸서, 환자에게 처방하면 할수록 병원과 제약회사의 수익이 증가하는 것도 항암제 남용의 한 요인이다.

반대로, '이익이 되지 않는 일'은 뒷전으로 미룬다. '이 암에는 항암제가 듣지 않는다'는 사실을 알아도 다른 방법을 찾거나 개발하려고 하지 않는다. 나중에 자세히 설명하겠지만, 항암제의 독성은 건강한 사람도 사정없이 죽음에 이르게 한다.

결과적으로 암 표준치료로 말미암아 암의 역습이 산더미처럼 쌓여서, 암은 최근 40년 내내 일본인의 사망 원인 중 1위를 차지하고 있다. 하지만 '암으로 죽었다'는 사람들의 직접적인 사인(死因)을 보면 치료의 후유증이나 부작용, 영양실조와 감염증이 많으며, 문자 그대로 '암 사망'은 적다. 이 사실은 내가 '암 방치 환자' 수백 명을 진료해오면서 직접 보고 들어 잘 안다.

▶ 어떤 암이든 치료법은 여러 가지다. 방치도 훌륭한 선택 사항 중 하나다.

● "건강검진에서 암이 발견됐어요. 의사는 수술과 항암제치료밖에 방법이 없다고 딱 잘라 말했어요. 그렇지만 부모님이 암 수

술을 하고 바로 돌아가셨기 때문에 수술이 영 내키지 않아요."

● "즉시 치료하지 않으면 큰일 난다는 협박을 받았습니다."

내가 운영하는 '세컨드 오피니언 외래'에서 오늘도 환자들의 이런 하소연을 들었다.

사실 암 종류가 무엇이든 진행 단계가 어떻든 그 대처법과 치료법은 여러 가지가 있다. 먼저 수술, 즉 암 절제술은 생명 연장에 거의 도움이 되지 않는 데다 불필요한 경우가 적지 않다. 자궁경부암, 식도암, 전립샘암, 전이가 생긴 방광암 등은 방사선으로 치료해도 생존율이 수술했을 때와 다르지 않으므로 장기를 절제할 이유가 없다. 어쩔 수 없이 수술을 하더라도 가급적 전체 적출은 피해야 한다.

예를 들어, **유방암은 종양만 적출하는 것이 치료 성적이 더 좋으며, 유방 전체의 적출이 필요한 경우는 드물다.** 그런데도 의사들은 "유방 전체를 적출함과 동시에 실리콘 재질로 인공 유방을 만드는 수술이 건강보험 적용 대상이 됐다"면서 환자들을 살살 구슬리는 바람에 전체 적출 수술을 선택하는 여성들이 늘고 있다.

'방치'도 현명한 선택 사항 가운데 하나다. 암은 될 수 있는 한 자연의 순리에 맡기는 것이 무리해서 치료하는 것보다 환자를 훨씬 평온하게 오래 살게 한다.

적어도, 자각증상 없이 건강했던 사람이 건강검진에서 암이 발견되어 급사했다면 그것은 순전히 암 치료 탓이다. 왜냐하면 내가 보살피는 '암 방치' 환자들 가운데는 초진 때 정상적으로 걸어서 왔을 정도로 증상이 없던 사람이 1년 이내에 사망한 사례가 전무하기 때문이다.

치료 이전에 암을 발견하지 않는 것도 중요하다. '건강했던 사람이 검사에서 암이 발견되면 그 후에 받는 치료의 영향으로 사망자 수가 증가한다'는 데이터가 전 세계에 발표된 바가 있다. '암 표준치료는 불행의 시작'이라고 마음속 깊이 새겨야 한다.

수술하면
암이 날뛴다던데,
정말인가요?
다른 치료법은 없나요?

Answer 07

참말입니다.
진짜 암이 있는데
몸에 메스를 가하면 상처 자리에
암이 단번에 증식하거나 즉시 전이되어
암의 진행이 빨라질 수 있습니다.
수술보다 안전한 대처법은
여러 가지가 있습니다.

스텐트(기구로 확장), 방사선, 라디오파 소작술(지짐술),
방치가 수술보다 안전하다.

▶ 진짜 암에 메스를 가하면 상처 자리에 암세포가 급속히 떼를 지어서 모이고, 온몸에서 잠자던 전이가 깨어난다.

환자들로부터 매번 이런 질문을 받는다.

"수술하면 암이 더 날뛴다는 거죠?"

그렇다! '암이 날뛴다'라는 말은 '전이가 기세를 떨친다'는 뜻이다. 수술을 하면 암이 전이하기 쉬워진다는 것은 의학계에서 옛날부터 잘 알려진 사실이다.

어떠한 수술도 우리 몸에는 '인공적인 큰 상처'가 된다. 우리 몸의 어느 부위든 메스가 가해져 혈관이 터지면 혈액과 함께 암세포가 흘러나와 손상된 조직에 와락 달라붙는다. 한시라도 빨리 지혈하여 상처를 아물게 하려고 세포가 모일 때는 암세포도 함께 밀려온다. 진짜 암은 무수한 암세포가 혈류를 타고 온몸을 빙빙 돌기 때문이다.

특히 배 속에 생긴 암 중에서 복막(위, 대장, 간, 자궁, 난소 등의 장기를 싸고 있는 얇은 막)에 전이가 숨어 있는 경우는 수술이 위험하다. 복막은 매끈매끈해서 파고 들어갈 틈이 없기에 평상시에는 암세포가 들어갈 수 없다. 그러나 메스로 정상 조직이 갈기갈기 찢기면 얼마든지 비집고 들어가서 크게 증식한다.

TV 사회자 이쓰미 마사타카의 경우 경성 위암 수술을 받은 후 복부의 상처에 **빽빽**하게 모인 암세포 때문에 그 부위가 검붉게 부풀어 올라 있었다는 이야기를 그의 지인에게서 들었다. 이것이 전형적인 사례다. 이쓰미는 재수술로 3kg의 장기를 적출한 끝에 3개월 만에 사망했다.

메스가 가해져 베인 단면에서 암이 마구 날뛰는 현상을 나는 '국소 전이'라고 부른다. 최초에 생긴 암을 잘라내면 마치 고삐가 풀린 듯이 다른 부위에서 전이가 제멋대로 설치기 시작하는 현상도 흔히 생긴다. 상처를 아물게 하기 위해서는 백혈구 등의 면역세포도 동원되므로 '사이토카인'이라는 단백질이 분비된다. 이 물질은 세포의 증식을 부르는 자극제 구실도 하기에 온몸에 잠들어 있는 암세포까지 흔들어 깨워서 단숨에 증식시킨다고 추측된다.

▶ 수술 후에 갑자기 암이 전이돼서 날뛰는 건 70년 전이나 지금이나 똑같다.

수술이 암전이를 촉진한다는 최초의 의료 보고서는 1950년에 발표된 〈대장암의 급격한 간 전이〉다. 이 보고서는 세계에서 손꼽

히는 의학 잡지 〈뉴잉글랜드 저널 오브 메디신(The New England Journal of Medicine)〉에 실렸다. 그 내용은 이렇다.

59세의 남성이 2년 이상 계속된 설사 때문에 검사를 한 결과 대장암이 발견되어 수술을 받았다. 이때까지는 간에 아무런 이상이 없었다. 그런데 수술 후 불과 10주 만에 암이 간으로 전이되어 목숨을 잃고 말았다. 사망 후 시신을 해부해보니 간의 무게가 4.7kg이었다. 간의 평균 무게(1.4~1.7kg)보다 3배 정도 비대해 있었던 것이다. 이는 2018년에 췌장암 수술 후 3개월 만에 세상을 떠난 오나가 다케시(당시 오키나와 지사)의 경우와 매우 비슷하다. 오나가도 수술 후 갑자기 암이 간으로 전이되어서 급격히 증대했다.

나의 오랜 경험에 비추어볼 때 자궁체암 1기를 방치한다고 해서 암으로 죽은 환자는 없다. 그러나 수술을 받은 경우에는 1기라고 하더라도 1~2년 사이에 암이 전이되어서 사망한 사람이 있다. 70여 년 전이나 의료 기술이 발달한 지금이나 수술로 암이 날뛰는 현상은 전혀 달라지지 않았다.

▶ 한 남자 배우는 간에서 전이된 폐암을 수술받은 지 4일 만에 급사했다.

수술 후의 합병증과 후유증도 무섭다. 특히 식도, 위, 폐, 췌장, 대장, 자궁 등에 생긴 암을 수술하면 중요한 신경의 절단이나 세균에 의한 감염증, 과다 출혈 등으로 사망에 이를 수 있다. 배우 아쓰미 기요시는 간에서 전이된 폐암을 수술받은 지 4일 만에 갑자기 사망했다.

식도암이나 폐암을 수술한 후에 아픈 이유는 가슴을 갈라서 벌릴 때 신경을 손상시키기 때문이다. 다른 암 수술에서도 상처가 곪거나 하면 수년 동안 통증이 계속될 수 있다. 대장암 수술에서는 장(창자)이 유착하여 막히는 장폐색도 일어나기 쉽다. 이는 암이 폭발적으로 증식하여 장관이 좁아지면서 생기는 현상일 수도 있다고 나는 짐작한다.

장폐색이 발생하면 배가 부풀어 고통스럽고 바로 토하기 때문에 코를 통하여 소장까지 기다란 튜브를 넣어서 내용물을 빨아낸다. 유착되어 좁아진 장이 넓혀지지 않으므로 괴로운 튜브 생활을 하게 된다. 위를 절제한 후의 후유증도 소식, 빈혈, 혈당의 극심한 변동, 식은땀, 현기증 등 수없이 많다.

의사는 입버릇처럼 "치료하면 생명을 연장할 수 있다"고 말하지만,

현실은 정반대다. 예컨대 경성 위암 수술을 받은 사람의 여명은 대략 1~2년이다. **내가 진료했던 '암 방치' 환자 가운데는 경성 위암이더라도 1년 안에 죽은 사람은 전혀 없었으며, 3~10년 생존한 사람이 더러 있었다.**

복강경 수술은 부담이 덜할 것이라고 여기기 쉬운데, 그렇지 않다. 배에 구멍을 뚫어 겸자(가위 모양의 수술 도구)를 꽂고 내부를 모니터에 비춰가면서 절제하기 때문에 수술이 쉽지 않고 시간도 걸린다. 의료 사고도 자주 발생한다.

외과의는 수술하고 싶어서 의사가 된 사람들이라 '암과 철저히 싸운다'는 사명감을 '의심스러운 것은 전부 잘라낸다'는 식으로 인식하고 있다. 수술 없이 치유하고 생명을 연장하는 길을 찾아야 한다.

Question 08

의사가 암 수술에 대해
설명하면서
'전체 적출 후 림프샘 곽청'
이라는 말을 하던데,
무슨 뜻인가요?

Answer 08

식도, 위, 전립샘, 유방, 자궁 등을
통째로 절취하고
림프샘도 몽땅 절제하는
수술을 말합니다.

생명을 연장하는 효과가 없는데도
일본에서는 림프샘까지 잘라내는 수술을 한다.
이러한 '림프샘 곽청'을 하면
팔이 올라가지 않고, 붓고, 저리고,
요의(尿意)를 느끼지 못하는 등 심한 후유증에 시달리게 된다.

▶ 외과의들은 수술하기를 좋아한다. 참으로 무서운 수술이 아직도 성행되고 있다.

장기 전체를 적출하고 림프샘도 곽청하는 건 정말 무시무시한 수술이다. 그 이유는 식도, 위, 폐, 전립샘, 유방, 자궁 등을 통째로 절취하고 관련 림프샘도 몽땅 절제하기 때문이다.

우리 몸에는 혈관 외에 림프관도 분포되어 있는데, 이 관을 통해 림프액이 흘러서 노폐물, 암세포, 세균, 바이러스 등의 배출을 돕는다. 림프관의 중요한 지점에는 림프구 등이 모이는 림프샘이 있다. 일본의 의료계는 '암이 림프샘을 경유하여 전신에 퍼진다'는 근거도 없는 설을 내세우면서 암 부근의 림프샘을 열 개 내지 수십 개나 잘라낸다. 이것이 '림프샘 곽청'이며 통증, 신경마비, 배뇨 곤란 등 엄청난 후유증을 불러와서 사망률을 올린다. 그러나 외과의 입장에서는 복잡한 손재주가 필요하기에 보람을 느낄 수 있는 수술이다.

미국과 유럽에서는 1970년대 이후 유방암, 췌장암, 자궁체암, 위암 등에 관해 '암 덩어리만 절제'와 '림프샘까지 곽청'의 치료 성적을 비교한 일이 있었다. 그 결과 치료 성적은 두 가지가 비슷하거나 곽청이 더 나빴다.

영국 등 4개국의 85개 병원에서는 1기 자궁체암 환자 1,400명을

①'자궁 전체 적출', ②'자궁 전체 적출+골반 내 림프샘 곽청'으로 나누어 수술했다. 그랬더니 사망률도, 질(膣)과 골반 내 그리고 폐나 간 등에 암이 재발하는 비율도 ②의 경우가 20% 가깝게 높았다. 크게 잘라낸 영향으로 숨어 있던 전이가 날뛰기 쉬워져서 그와 관련된 사망도 많아진 것이다.

그래서 서구에서는 훨씬 전부터 "림프샘 곽청은 무의미하고 해로움이 크다"는 이유로 이런 수술을 부정하고 있다. 그러나 일본의 외과의들은 비교 시험도 조사도 하지 않고 "낫는 환자가 늘어날 것"이라고 우기며 여전히 림프샘 곽청을 하고 있다.

▶ 일본은, 세계에서 처음으로 전신 마취 후 유방암 적출에 성공하면서 수술을 우선시하기 시작했다.

왜냐하면 일본은 뭐든지 잘라내고 싶어 하는 '수술 지상주의'의 나라이기 때문이다. 그 뿌리는 1804년, 지금으로부터 200여 년 전인 에도시대에 활동한 의사 하나오카 세이슈다. 그는 세계에서 처음으로 전신마취 후 유방암 적출 수술에 성공했다. 이 일 이후로 일본에서는 '암 치료는 무엇보다 수술이 먼저다'라는 이론이 널리 퍼지기 시작했다.

또한 일본인의 체형이 서구인보다 날씬하고 지방이 적어서 수술에 적합했다. 수술 후의 사망률도 서구보다 적었다. 이렇게 성공 체험을 거듭하면서 외과의들은 점점 더 '수술하고 싶어 하는 의사'로 변해 갔다. 그 결과, 일본에서는 치유될 가망성이 없는 해로운 수술이 빈번해졌다.

서양에서는 치료 성적이 같다면 수술보다 신체 손상이 적은 방사선치료를 우선으로 추진한다. 한 예로, 2기 자궁경부암은 방사선으로 치료해 환자 대부분이 자궁을 보존한다. 하지만 일본에서는 2기 자궁경부암이어도 지체 없이 자궁을 잘라낸다.

설(舌)암도 서구에서는 치료 첫 단계로 거의 방사선치료를 하지만, 일본에서는 80%가 첫 단계로 수술을 하며, 3기 설암은 '혀의 절반 절제+림프샘 곽청'을 시행한다. 그 결과 식사도 대화도 불편해지고 일자리를 잃어버리는 환자들이 많다.

조기 위암도 전체 적출이나 부분 절제를 시행하는데, 위의 출구(유문)를 포함하여 크게 잘라내기 쉽다. 그러면 먹은 것이 툭 하고 소장으로 떨어져서 오심, 구토, 현기증, 복통 등이 생기는 '덤핑증후군'에 시달리고 그 결과 급격히 여위는 상태가 지속된다.

폐암의 '폐 전체 적출 수술'은 합병증과 후유증이 가장 많다고 알려져 있고 오히려 생명을 단축시킨다는데도 불구하고 일본에서는 당연한 절차인 양 진행해버린다. 수술 후에는 가슴과 등 쪽의 심한 통증, 호흡 곤란, 폐렴 등으로 고통스럽기가 그지없다.

▶ 방사선치료는 치료 성적이 변하지 않으면서 후유증이 훨씬 가볍다. 그러나 의사는 수술을 하고 만다.

자궁경부암도 수술 없이 치료할 수 있는데, 환자의 70%는 '전체 적출+림프샘 곽청'을 받는다. 유방암도 90%가 부분 절제만 해도 괜찮은데, 반수 이상이 림프샘까지 절제한다. 유방암 수술로 겨드랑이 아래의 림프샘이 절제되면 위팔의 신경이 끊어져서 팔이 올라가지 않거나 통나무처럼 붓거나 한다. 자궁의 경우 림프샘 곽청 수술을 받으면 발이 '코끼리 발'이 될 수도 있다. 림프관이 뚝뚝 끊어져서 림프액이 고이므로 부종이 생기기 때문이다.

유방암 전체 적출 수술이나 림프샘 곽청 수술은 의사의 손동작이 어긋나도 환자가 죽지는 않는다. 그런 까닭에 이런 수술이 신입 외과의의 '연습 무대'라는 이야기를 다른 의사에게서 들은 적이 있다. 당치도 않은 말이다.

가부키 배우 나카무라 간자부로는 건강검진에서 식도암 진단을 받았다. 치료 성적은 수술도 방사선치료도 같다. 수술은 식도를 잘라내고 위를 목구멍까지 끌어올리기에 식사가 불편해져서 몸이 쇠약해진다. **방사선치료라면 삶의 질이 치료 이전과 크게 달라지지 않는다. 이것을 알고 있다면 모두가 방사선치료를 선택할 것이다. 하지만 주치의는 '수술'의 기회를 놓치지 않으려고 무진장 애를 쓴다.**

주치의의 강력한 권유에 못 이겨 간자부로는 '식도 전체 적출+목의 림프샘 곽청'에 돌입했다. 그러나 합병증으로 소화액이 폐에 역류하는 바람에 수술 후 불과 4개월 만에 폐부종으로 세상을 떠났다. 입원 전날에 골프 대회를 열 정도로 건강했는데 수술 때문에 사망한, 너무나 가슴 아픈 케이스다.

암 수술로 목숨이 연장된다는 증거(과학적 근거)는 없다. 오히려 '전체 적출+림프샘 곽청'은 목숨을 단축시킬 우려가 매우 크고 위험하다. 그러니 의사로부터 권유를 받더라도 수락해서는 안 된다.

암을
치료하지 않으면
점점 커지고 악화되어
빨리 죽나요?

사실은 정반대입니다.
자각증상이 없고 멀쩡하던 사람이
암 치료를 받고 6개월 혹은
1년 만에 죽는 것은 '암 치료' 탓입니다.
내가 20여 년 동안 만난 수백 명의
'암과 싸우지 않는' 환자들은
기본적으로 아주 평온한 삶을 살았거나,
현재 살고 있습니다.

치료하지 않으면 암의 대부분은 얌전히 있고,
고통도 확실히 억제할 수 있다.

▶ 암 방치 환자를 본 적도 없는 의사가 "당장 치료하지 않으면 남은 시간은 ○개월이에요!"라며 환자들을 협박한다.

"암은 방치하면 점점 커지고 전이되어 고통으로 괴로워하다가 죽는다."

긴 세월에 걸쳐 만들어진 이 말의 세뇌력은 절대적이다. 실제로 "치료하지 않으면 남은 시간은 ○개월입니다"라고 위협하는 의사들이 많다. 하지만 이 말은 의사들이 아무렇게나 하는 말이다.

환자들이 주치의에게 "치료하고 싶지 않아요", "잠시 상태를 지켜보고 싶어요"라고 말하면 "그래요? 그럼 이제부터는 오지 않아도 좋아요", "아무것도 하지 않는 사람은 진찰할 게 없어요"라면서 냉정하게 쫓아낸다고 한다.

병원 경영을 생각하면 의사들의 상황을 이해할 수는 있다. 잘 정돈된 공간과 설비를 마련해야 하는데, 의료 기기가 대단히 비싸다. 인건비도 불어난다. 병원은 검사와 치료로 운영되므로 가능한 한 많은 분야의 치료와 검사가 이루어져야 한다. 따라서 '상태를 지켜보고 싶어 하는' 환자와는 마주 대할 여유가 없는 것이다.

요컨대, 일반적으로 의사들은 암 방치 환자를 본 적이 없는데도

"치료하지 않으면 전이되어 큰일 납니다"라고 말한다. 그것이 그들의 생명선, 즉 생활의 기반이기 때문이다.

- 치료를 하면 전이 능력이 있는 암은 이미 온몸에 잠복하고 있어서 여기저기서 암세포가 날뛰기 시작한다.
- 내버려두어도 아무것도 일으키지 않는 암이 반수 이상이다.
- 암은 검사도 치료도 하지 않는 편이 훨씬 편하게 오래 사는 방법이다.

이런 진실이 널리 알려지면 검사나 치료를 받는 사람이 크게 줄어들어 의료 산업이 붕괴하고 만다.

▶ 표준치료에 대항하여 수백 명의 '암 방치' 환자를 진료해왔는데도 병원에서 쫓겨나지 않았다.

그러한 의료계의 속사정을 헤아리다 보면, 내가 41년간 근무했던 게이오대학병원이 나를 쫓아내지 않은 것이 참으로 대범한 결정이었다는 생각이 든다. 표준치료에 맞서는 주장만 하고, 암을 치료하지 않고 지켜보겠다는 환자들의 이야기를 듣기만 하는 진료를 10년, 20년 계속했는데도, 병원 내에서의 따돌림은 있었지만, "그만둬라!" 라는 말은 듣지 않았다. **그 덕분에 '암 방치' 환자 수백 명의 경과를 돌볼 수 있었다.**

그중에서 통증, 응어리, 혈담 등의 증상이 없는데 암 검진에서 찾아낸 '검사 발견' 암의 90%는 그 뒤로 아무 일도 일어나지 않았거나, 크기가 거의 변하지 않았거나, 크기가 작아졌거나, 사라졌으며, 전이는 되지 않았다.

예를 들어, '신장암 방치' 환자를 수십 명 진찰했더니 단 한 명에게서 폐 전이가 나타났다. 그러나 전이된 암이 한동안 계속 증대하다가 성장을 멈추었고, 뚜렷한 이유 없이 어느새 사라져버렸다. 어떤 환자들은 암 크기가 그대로이거나, 작아지거나, 아니면 없어졌으며, 지름이 3cm 정도나 되던 종양이 사라지는 일도 일어났다.

자궁체암은 1기가 1A기(자궁 근층의 1/2 미만인 암)와 1B기(자궁 근층의 1/2 이상인 암)로 나뉜다. 내가 진료했던 1A기 자궁체암 방치 환자들 가운데서 암이 커진 이는 1명뿐이었다. 나머지 환자들 대부분은 암이 사라져버렸다. 자궁경부암 0기(상피내암종)와 1A기(깊이 5mm, 너비 7mm 미만으로 현미경으로만 볼 수 있는 암) 환자들 대부분도 암이 없어졌다.

▶ 진행 암이더라도 당황하지 말고 '완화 케어'를 받으면 편안히 오래 살 수 있다.

그러면 장기에 전이되는 진짜 암은 어떨까?

우리는 질병을 앓더라도 보통은 증상이 천천히 진행된다. 그러므로 돌연히 생을 마감하는 일은 드물다. 암도 마찬가지다. 검사에서 발견된 암이 직경 1cm 전후의 크기로 자랄 때까지는 평균 10년 이상이 걸리며, 암의 성장 속도가 느려지는 일도 흔하다.

암으로 죽음에 이르는 것은 폐, 간, 뇌 등 '생존에 꼭 필요한 장기'에 암이 전이되어서 장기부전(기능의 불완전)이 발생했을 때다. 간 등은 전체 크기의 80~90%를 암이 차지하더라도 살아갈 수 있다. 흔히 있는 뼈 전이는, 암이 뼈막에 있는 신경을 자극하거나 정상적인 뼈를 망가뜨리면서 성장하여 통증을 일으킬 수 있다. 그렇지만 일부가 망가지더라도 살아가는 데는 지장이 없기 때문에 나는 환자들에게 "뼈 전이로는 죽지 않습니다"라고 말해준다.

괴로운 증상은 '완화 케어'로 고통을 덜어주면 3~5년은 더 살 수 있다. 대표적인 완화 케어는 '식도나 대장이 암으로 막힐 것 같으면 스텐트(확장기)를 넣는다', '복수가 고이면 뽑아낸다', '통증은 모르핀 등 의료용 마약으로 억제한다' 등이다.

완화 케어를 하면, 말기암이어도 세상을 떠나기 직전까지 걸을 수 있거나 대화를 할 수 있기에 살아 있는 동안은 암 표준치료를 선택한 사람보다 훨씬 평온하게 지낼 수 있다. 그러니 머릿속에 깊이 새겨져 있는 "암을 방치하면 큰일 난다"라는 기억으로부터 자유로워지자.

Question 10

암에 역습당한
사람 중에
유명인도 있나요?

Answer 10

유도 금메달리스트 고가 도시히코(신장암),
여배우 야치구사 가오루(췌장암),
미치코 상왕비(유방암),
만담가 산유테 엔라쿠(폐암, 뇌종양),
피아니스트 나카무라 히로코 등
셀 수 없이 많습니다.

수술의 합병증과 후유증, 항암제와 호르몬제의 부작용,
암전이 따위는 불필요한 치료 행위가 낳은 비극이다.
다른 방법을 선택할 수도 있었다.

▶ 수술, 항암제치료를 받고 암전이로 1년 만에 생을 마감한 유도 금메달리스트가 있다.

2021년 3월, "그토록 강인했던 사람이 한순간에 세상을 떠나다니…", "54세에 죽는 건 너무 아까워요!"라는 말이 여기저기서 들려왔다. 바르셀로나 올림픽 유도 금메달리스트인 고가 도시히코가 갑작스레 세상을 떠나면서 일본 사회는 충격에 휩싸였다.

보도에 따르면, 2020년에 컨디션이 좋지 않아서 병원에 갔다가 암이 발견되어 그해 3월에 한쪽 신장을 적출하는 수술을 받았다. 고가는 '반드시 낫겠다'고 다짐하고 수술 후에 다양한 항암제치료를 받았다. 그런데 곧 몸 전체로 암이 전이되었고, 2021년부터는 복수도 차올랐다고 한다. 그는 그렇게 누워만 지내다가 수술 뒤 1년 만에 때 이른 죽음을 맞이했다.

신장암 가운데 무증상 상태에서 받은 검사로 발견되는 신장암은 얌전한 암이다. 반면에, **혈뇨나 옆구리 통증 등의 증상이 있어서 받은 검사에서 찾아내는 신장암은 대부분 진짜 암이며, 수술하면 날뛰기 쉽다.** 내가 진료한 어느 환자는 직경 6cm의 신장암을 5년간 방치하다가 8cm까지 자라서 전체 적출 수술을 받았는데, 수술하고 1년 만에 폐의 여러 군데에 전이가 되어버렸다.

게다가 '항암제가 가장 잘 듣지 않는 암'이 신장암이다. 신장은 몸에 불필요하거나 해로운 것을 제거하는 여과 장치다. 항암제는 대개 독약·극약으로 지정된 독물인데, 신장은 이런 유해 물질에 자극을 받아서 조직의 체질을 스스로 단련했을 것이다. 그 때문인지 신장에 생긴 암세포도 좀처럼 죽지 않는다.

신장암의 표준치료에 들어 있는 옵디보(Opdivo)* 역시 효과가 없으며, 치명적인 부작용이 있다. 약물을 쓰면 쓸수록 생명이 단축될 것이 분명하지만, 의사는 환자가 원하면 멈추지 않는다.

세계의 강호를 쓰러뜨렸던 유도 선수가 암을 이겨내려고 얼마나 애를 썼을지 눈에 선하다. 그러나 유전자가 변이된 암세포를 원래대로 되돌리는 것은 지금의 의학 기술로는 불가능하다.

▶ 건강검진에서 췌장암을 조기 발견해 결국 목숨을 잃은 유명인들이 많다.

건강했던 사람들이 종합건강검진에서 췌장암을 발견하고 수술을

---

* 옵디보(Opdivo) : 일본 오노약품공업이 개발한 면역항암제.

받은 뒤에 얼마 지나지 않아 사망하는 일은 흔히 일어나는 비극이다. 우리에게 잘 알려진 여배우 야치구사 가오루, 전 스모 선수 지요노 후지, 가부키 배우 반도 미쓰고로, 전 오키나와현 지사 오나가 다케시 등 유명인들도 마찬가지다.

췌장암은 대단히 질이 나쁜, 한마디로 '암의 두목'이다. 발견되는 췌장암의 80%에 전이가 숨어 있다고 인정된다. 그런데 이들은 20%에 해당하는 조기 발견이었으므로, 의사가 "행운이네요. 수술이 가능한 수준이에요"라고 해서 수술을 받았을 것이다. 그런데 이들 모두 암이 재발하여 수술하고 3개월~1년 9개월 사이에 사망했다.

여배우 야치구사 가오루는 매년 받는 종합건강검진에서 췌장암이 발견되어 전체 적출 수술을 받았다. 그러나 1년 뒤 간에 전이되어 항암제치료를 받는데, 수술하고 1년 9개월 만에 갑자기 세상을 떠났다. 수술 후의 생존 기간은 지요노 후지가 1년, 반도가 1년 4개월, 오나가가 3개월 반이었다.

암 가운데는 암세포가 분열·증식하지 않는 '휴면 암세포'가 있는데, 암세포가 휴면 상태에서 벗어나게 만드는 것이 수술이다. 췌장암의 혹독한 역습은 암 수술이 얼마나 위험한지를 알려준다.

▶ 검사에서 유방암이 발견되는 바람에 무의미한 치료로 고생 중인 상왕비가 있다.

    무의미한 유방암 치료로 고통을 받는 미치코 상왕비는 자각증상이 없었는데, 2019년 8월에 받은 유방 초음파검사에서 아주 작은 응어리(조기 유방암)가 발견됐다. 그후 부분 절제 수술을 받았으며, 겨드랑이 밑의 림프샘을 1~2개 잘라내 전이 상황을 점검하는 '감시 림프샘 생체검사(sentinel lymph node biopsy)'를 받았는데 '전이가 없는 1기'로 진단되었다. 그 후 약으로 먹는 호르몬 요법을 받고 있다.

    이는 표준치료로, 1기 유방암 환자라면 누구나 받는다. 호르몬제 대신에 항암제가 사용되기도 한다. 그렇지만 **전 세계에서 실시된 비교 시험에서는 "증상도 없는 유방암의 치료는 무의미하며, 오히려 해로울 수 있다"라는 결론이 나와 있다. 이 결론을 증명하듯 미치코 상왕비는 수술 후 1년이 넘어서도 미열이 있거나 손끝이 굳어지는 등 여러 가지 불편을 호소했다.** 림프샘 절제와 호르몬 요법의 악영향이라고 여겨져 안타깝다.

    TV 프로그램 〈쇼텐(笑点)〉에 고정적으로 출연하던 만담가 산유테 엔라쿠는 종합건강검진에서 조그마한 폐암이 발견되어 수술을 받았다. 그리고 9개월 뒤에는 뇌종양이 발견되어 방사선치료도 받았다. 폐암 환자의 10% 이상에서 뇌 전이가 나타나므로 수술 때문에 암세포가 날뛴 나머지 전이되었다고 추측된다.

또한 피아니스트 나카무라 히로코는 대장암이 발견되어 부분 절제 수술을 받은 후에 항암제치료를 받았다. 그런데 "몸의 여기저기에서 관절이 심하게 떨리는 탓에 피아노를 칠 수 없다", "기억력이 떨어져서 기억하던 악보가 갑자기 떠오르지 않는다"는 부작용을 호소하다가 활동을 중단했다. "교체한 항암제가 괴롭거나 힘든 게 전혀 없다"며 기뻐했지만, 입원 중인 병원에서 일시 귀가하여 자신의 생일을 남편과 함께 축하한 다음날 돌연히 숨을 거두고 말았다.

고가, 야치구사, 그리고 나카무라가 왜 '급사'했는지는 이다음에 설명할 예정이다.

Question 11

최근의 항암제는
부작용이 적으면서
효과까지 좋다는데,
사실인가요?

Answer 11

속임수입니다.
구역질 등을 억제할 뿐
독성의 강도는 예전과 같습니다.
몸이 힘들지 않다는 이유로
무심결에 계속 사용하면
죽음을 재촉하게 됩니다.

"효과가 좋다"는 말은 '암이 작아질 수도 있다'는 뜻이다.
정말로 암에 잘 듣는 항암제라면
그만큼 독성도 강한 것이라 수명도 단축시키고 만다.

▶ 항암제를 써서 일시적으로 암이 작아질 순 있다. 하지만 머지않아 원래 크기로 되돌아온다.

'항암제라고 하니까 암을 공격해주겠지.'

'의학 기술이 많이 발전했으니 암이 나을지도 몰라.'

환자는 이렇게 생각하고 암 표준치료에 큰 희망을 건다. 그리고 의사가 "아무것도 하지 않으면 6개월이고, 항암제로 치료하면 2년입니다"라고 말하니 '설마 의사가 거짓말을 하겠어? 입에서 나오는 대로 지껄이는 말은 아니겠지?' 하는 생각으로 그 말을 믿어버린다.

의사들의 결정적인 대사는 아래와 같은 감언이설이다.

● "요즘은 부작용이 없는, 좋은 약물이 있습니다."

● "만일 당신이 우리 가족이라면 이 항암제를 권하겠습니다."

이는 피아니스트 나카무라 히로코가 간켄아리아케병원의 의사에게서 듣고 속아 넘어간 말이다. 나카무라는 이 말을 믿고 암 치료를 따른 결과, 항암제로 죽임을 당하고 말았다.

먼저 **'항암제'라는 이름 자체가 과대광고이며, 생명을 연장하는 효과도 증명되지 않았다.** "항암제가 듣는다"라는 말은 '암 응어리가 일시적으로 수축할 수 있다'는 의미다.

처음 항암제를 사용한 환자의 몇 퍼센트 정도는 응어리가 한동안 오그라든다. 하지만 살아남은 암세포는 그 자체에 '항암제 내성'이 생겨서 응어리는 거의 확실하게 다시 커진다. 리바운드(rebound)하는 것이다. 항암제의 종류를 바꾸더라도 같은 현상이 반복된다. 그러는 사이에 환자는 항암제의 맹렬한 독성 때문에 픽픽 쓰러져 죽어간다.

서양의 의학지는 항암제의 약해를 '부작용'이 아닌 '독성'이라고 기록한다. **항암제 대부분은 농약이나 독가스와 마찬가지로 '독약', '극약'으로 지정돼 있다. 정해진 양을 계속 주입하면 건강하던 사람도 1년 안에 절반이 죽어버리는 독물이다.**

▶ 코로나19에 걸린 오카에 구미코를 사망하게 만든 진범은 항암제였다.

현재 항암제의 주류는 세포분열 과정에 작용하여 암세포의 증식을 억제하는 유형이다. 그러나 암세포를 공격하는 항암제의 독성은 정상 세포도 엉망진창이 되게 만든다. 항암제치료를 받으면 구내염이 생기거나 머리카락이 빠지거나 하는 것은 암세포처럼 분열이 빠른 혈액, 입안의 점막, 모근 등의 세포가 먼저 항암제로부터 공격을 당하기 때문이다.

그렇지만 정말 무서운 부작용은 생명을 위협하는 심폐, 골수 그리고 신장의 기능 저하이다. 게다가 항암제는 병원균과 싸우는 백혈구도 파괴하므로 몸의 면역 상태가 극도로 나빠져 바이러스나 세균에도 감염되기 쉬워진다. 일시적으로 체력도 무척 약해진다.

2020년 4월 탤런트 오카에 구미코가 63세의 나이로 목숨을 잃었다. 공식적인 사망 원인은 코로나19였는데, 2019년 말에 초기 유방암의 부분 절제 수술(유방 온존요법)을 받고 2020년 1~2월에는 방사선치료도 받았다. 그녀의 소속사는 "방사선치료로 면역력이 저하되면서 코로나19가 중증화된 것 같다"라고 발표했다. 세상은 한동안 '방사선으로 면역력이 저하된다'는 풍문으로 떠들썩했다.

그러나 유방에 방사선을 � 정도로 그러한 일이 일어나지는 않는다. 나는 게이오대학병원에 근무할 때 수천 건의 유방 온존요법을 시술했는데, 당시에 면역 상태가 악화됐다고 보고된 환자는 전혀 없었다.

일반적으로 유방암에는 항암제치료를 하는 경우가 많기 때문에 오카에도 받았을 가능성이 크다. 만약 그랬다면 확실히 면역 상태가 저하됐을 것이다. 그러므로 코로나19 중증화의 진범은 항암제이지 않을까 하는 생각이 든다.

한편, 오카에는 항암제도 판매하는 기업의 상업용 광고에 오랫동안 출연했었다. 담당 의사나 기업의 누군가가 '항암제로 면역력이 떨어졌다고 떠들기 전에 방사선에 누명을 씌우는 것이 좋겠다'고 생각하여 그녀의 소속사에 조언을 주지 않았을까 하는 것이 나의 추측이다.

▶ '부작용이 없는 좋은 약'이라는 거짓말 때문에 항암제 사망이 급증하고 있다.

"최근의 항암제는 부작용이 없는 좋은 약이에요"라는 의사들의 기만행위도 두렵다. 이전의 항암제치료는 심한 메스꺼움, 구토, 나른함 등의 고통을 동반해 환자가 중도에 포기하는 사례가 많았다. 그래서 제토제 등이 속속 개발되어 고통을 덜어주고 있다.

하지만 항암제치료를 받으며 환자가 얼마나 괴로워하는지는 '항암제의 독성 수준'이나 '치료의 중단 시기'를 알 수 있는 지표다. 만약 환자가 고통을 덜 느끼면 의사는 '아직도 항암제를 더 쓸 수 있겠다'라고 착각하고 항암제 투여량도 치료 기간도 점점 늘릴 것이다. 그 결과 환자는 어느 날 갑자기 치명적인 독성에 의해 생명을 빼앗기고 만다. 고가 도시히코, 야치구사 가오루, 나카무라 히로코가 '갑자기 사망한 원인'도 여기에 있다.

"요즘은 항암제가 잘 든다"라는 말의 뜻은 '부작용을 멈추는 약물을 사용하여 항암제의 수효나 분량을 늘림으로써 암 응어리가 일시적으로 오그라드는 정도를 늘렸다'이다. 암 사망률은 통 줄지 않았다.

물론 항암제가 정말로 잘 들 수도 있다. 하지만 그로 인해 암세포와 함께 정상 세포도 한숨에 줄어서 환자가 사망하는 일이 일어나기 쉽다. '꿈의 신약'은 환상이다.

Question 12

옵디보로 암이
치료된 사람도 있다던데,
정말인가요?

Answer 12

나았다는 증거는 없습니다.
암이 잠시 오그라들 수는 있지만
그 효과는 응어리 크기의
10~30%에 불과합니다.
오히려 면역의 폭주를 일으켜서
치명적인 부작용이 생깁니다.

면역의 폭주로 간질성 폐렴, 중증 근무력증, 뇌 기능 장애 등
생명에 직결되는 부작용이 생긴다.

▶ 옵디보 사용자의 약 10%에 해당하는 사람들에게
치명적인 부작용과 뇌 기능 장애가 생긴다.

- "노벨상에 빛나는 옵디보는 그 어떤 고형암에도 효과가 있을
  것 같습니다. 부작용을 각오할 마음이 있다면 도전해볼 가치가
  있을까요?"
- "때를 놓쳐서 의사도 포기한 폐암 환자가 옵디보의 효능 덕택에
  건강해졌다는 기사를 봤는데, 어떻게 생각하십니까?"

2018년에 옵디보의 개발자 혼죠 다스쿠가 노벨 의학·생리학상
을 받았다. 환자들이 옵디보의 효과에 대해 질문을 많이 하지만, 나
로서는 도저히 추천할 수 없다. 무엇보다 옵디보를 사용하고 암이
나았다는 증거가 없기 때문이다. 암이 잠시 줄어드는 효과도 겨우
10~30%인데, 이 정도는 일반 항암제 수준이거나 그 이하다. 그런
데다 부작용도 엄청나게 심하다.

**옵디보는 암세포를 공격하는 림프구를 활성화하는데, 이 작용이 정
상 세포를 공격하는 '면역의 폭주'도 일으켜서 격렬한 부작용이 나타
난다.** 일본에서 옵디보를 투여한 7,542명 가운데 약 10%인 715명에
게서 생명을 위협하는 부작용이 발생했다는 보고가 있다. 폐가 굳어

호흡하기가 곤란해져서 죽음에 이르는 '간질성 폐렴'이 176명, 중증 근무력증이 8명, 극증(劇症) 1형 당뇨병이 8명, 사망이 10명 등이었다. 그 밖에 대장염, 심한 설사, 간 기능 장애, 동맥 폐색, 파괴성 갑상샘염 등이 있다. 환자들의 체험 수기에도 "온몸에 화상을 입은 것처럼 얼룩덜룩한 증상이 생겼다", "설사가 심해서 물 같은 변이 나오고 몸이 말라간다", "콧구멍이 아파서 코를 못 푼다" 등의 무서운 증상이 나열되어 있다.

후생노동성도 "2019년에는 옵디보를 투여받은 환자들 중 11명에게서 '뇌 기능 장애'가 생겼고 그중 1명이 사망했다", "2020년에는 옵디보를 투여받은 환자들 중 3명에게서 '극증 간염'이 생겨서 사망했다"라고 발표했다. 그리고 이런 내용이 옵디보의 첨부 문서에 기재된 '중대 부작용' 란에 추가되었다.

▶ 이물질을 배제하는 T세포의 브레이크가 빠져서 '면역의 폭주'가 일어나기 쉽다.

암 치료제에는 현재 다음의 4종류가 있다.

① **항암제** : 직접 암세포를 죽이거나 그 증식을 억제한다.

② **분자 표적제** : 암세포를 특징별로 골라서 죽이거나 그 증식을 억제한다.

③ **호르몬제** : 유방암이나 전립샘암의 특정 호르몬을 조정하여 암세포를 줄인다. 옵디보는 면역세포의 작용을 암세포에 응용한 제4의 치료제다.

④ **면역 체크포인트 저해제[옵디보, 키트루다(Keytruda), 예보이(Yervoy) 등]** : 림프구가 가하는 암세포에의 공격을 도와준다.

백혈구에 속하는 림프구의 일종인 T세포는 이물질을 제거하는 기능을 하는데, 보통은 가속페달이 꾹 눌려 있거나 브레이크가 걸려 있다. **옵디보는 T세포의 브레이크를 빼내 공격성을 높인다. 그 결과, 암세포뿐만 아니라 정상 세포에도 맹공격을 퍼붓는 '면역의 폭주' 상태에 돌입하기 쉽다.**

어째서 이렇게 위험한 약이 세계 각국에서 승인되어 사용되고 있는 것일까? 그것은 환자가 많아서 신약의 기대가 높은, 폐암을 대상으로 한 임상시험에서 항암제와 옵디보를 비교한 결과 옵디보로부터 만족할 만한 결과를 얻었다고 보고되었기 때문이다.

▶ 원리를 보면, 인류는 고형암을 치료하는 '꿈의 신약' 을 만들 수 없다.

옵디보 승인의 결정적인 근거가 됐던 임상시험 결과만 보면 옵디보는 틀림없는 '꿈의 신약'이다. 그런데 2년 뒤인 2017년에 발표된 별도의 폐암 임상시험의 결과는, 옵디보를 사용한 환자 그룹의 생존 곡선이 항암제를 사용한 환자 그룹의 생존 곡선과 겹쳐져 있는 것으로 나왔다. 다시 말해 **'옵디보는 항암제보다 나은 효과가 없다'**.

신약의 임상시험은 제약회사에서 거액의 자금이나 연구비를 받는 의사들이 중심이 되어 데이터를 정리한다. 그래서 제약회사에 유리한 결과가 나오도록 다양하고 정밀한 손질이 가해지기 쉽다. 아주 간단히 '신약을 사용하는 것이 생존율이 더 높다'라는 결과를 도출할 수 있는 숨은 비법도 쓴다. 신약을 쓰는 환자가 병원에 오지 않아도 안부를 묻지 않음으로써 계속 살아 있는 것처럼 해놓고, 구약(舊藥)을 쓰는 환자에게는 정확히 안부를 물어서 죽은 사실이 확인되면 사망자 수에 합산한다. 이런 식으로 신약의 거짓 생존율을 사실인 것처럼 손쉽게 꾸밀 수도 있다.

신약의 임상시험 결과에 대해 '유효'냐 '무효'냐를 묻는다면 내 대답은 압도적으로 '무효' 쪽이다. 암 줄기세포의 존재부터 암의 원리를 생각하더라도 고형암을 치료할 수 있는 **꿈의 신약은 지금까지도, 그리고 앞으로도 개발이 불가능하다.** 탁상 위에 놓인 이론과 살아 있는 인간의 몸속은 전적으로 별개다.

"옵디보는 무효다!"라는 새로운 임상시험 결과는 세계 최고의 의학지에도 실렸다. 그런데도 옵디보의 승인은 취소되지 않았고, 옵디보 개발자는 이듬해에 노벨상까지 받았다. 옵디보를 1년간 사용하면 약값이, 당초의 25% 수준이 된 지금도 1,090만 엔이다. 옵디보를 아직도 꿈의 신약이라고 치켜세우는 전문가가 많아서 세금이 헛되이 쓰이고 있다.

Question 13

수술하지 않고
방사선, 라디오파, 스텐트로
치료하면
어떤 점을 주의해야
하나요?

방사선은 너무 많이 쐬지 말고,
라디오파 소작술은
실력이 좋은 의사를 골라서 해야 합니다.
스텐트는 시기를 잘 잡아야 합니다.

라디오파 소작술(지짐술)은 간에 바늘을 찔러
고주파의 전자파를 흘려서 암을 지지는 치료법이다.

▶ 암의 역습에 울지 않으려면 암을 잘라내는 것도 항
   암제를 쓰는 것도 하지 말아야 한다.

이 즈음에서 방사선치료, 라디오파 소작술, 스텐트 삽입술을 할 경우의 주의 사항을 알려주겠다.

일본의 암 치료는 오랫동안 "자를 수 있는 것은 전부 잘라낸다", "크게 절제할수록 전이를 잘 막아 생존율이 높아진다"라는 외과의들의 주장에 끌려왔다. 더욱이 고형암에는 효과가 없는 항암제치료가 수술과 한 세트인 것처럼 시행되는데, 암의 역습으로 몸만 해칠 뿐이다. 환자와 가족들은 치료에 돌입하고 나서야 "이럴 리가 없는데…", "이런 말은 듣지 못했다", "이토록 힘든데 효과가 없다니…"라고 후회하며 무너지고 만다. **암에게 역습당하지 않기 위한 첫걸음은 '될 수 있는 한 수술하지 않고, 항암제를 쓰지 않는 것'이다.**

내가 권하는 '암 방치 요법'의 기본은 '고형암에는 가능한 한 손을 대지 않고, 통증이 오면 완화 케어를 충분히 받는 것이 편안하게 오래 사는 방법이라고 마음먹는 것'이다.

우리 몸에는 항상 최고의 상태를 유지시키는 조절 시스템이 있다. 이는 수백만 년 동안 인류의 생명을 이어온, 정교하고 치밀하게 완성된 체계다. 그러므로 컨디션이 좋을 때 검진에서 발견한 암은 치료할

수록 생명을 단축할 가능성이 높다. **전이가 있어도 자각증상이 없다면 '상태를 지켜보는 것'이 가장 확실하게 생명을 연장하는 방법이다.** 전이가 증대하여 괴로운 통증이나 증상이 나타나면 통증을 줄이고 몸이 편안해지는 치료를 받으면 된다.

주치의와 다른 의견, 즉 세컨드 오피니언(제2의 의견)을 듣고자 한다면, 같은 병원 내에서라면 동일한 결론이 나기 쉬우므로 계열이 다른 병원의 다른 진료과 의사를 찾아가야 한다.

▶ 수술을 척척 하던 외과의도 정작 자신이 암에 걸리면 방사선으로 치료한다.

아무래도 암을 잘라내고 싶거나, 암이 커져서 치료하고 싶다면 수술보다 방사선치료를 권한다. 방사선치료가 몸을 훨씬 덜 상하게 하며, 치료로 인해 죽을 것 같은 불안감이나 후유증도 적기 때문이다. **수술을 의욕적으로 하던 외과의도 자신과 가족이 암에 걸리면 서슴없이 방사선치료를 선택한다. 방사선치료의 생존율은 수술과 같은 수준이다. 입원이 불필요하며, 3~6주 동안 주 5일 통원치료를 하면 된다.**
방사선만으로 치료할 수 있는 것은 성대, 혀, 식도, 폐, 방광, 전립샘, 자궁 경부 등에 생기는 암이다. 뼈 전이에서 오는 괴로운 통증도 방사선치료로 완화된다. 예를 들어, 식도암에 방사선을 쐬면 좁아졌던 부위가 넓어져서 음식을 먹을 수 있게 되고, 장기도 남길 수 있다.

중요한 점은 '너무 많이 쐬지 않는 것'이다. 방사선의 1회 선량과 총 선량의 스케줄은 여러 가지로 정할 수 있지만, 나는 1회 2그레이(Gy, 선량의 단위), 주 5회, 합계 20~30회가 적당하다고 생각한다. 방사선을 지나치게 많이 쐬면 피부가 헐거나 장기에 구멍이 나고, 뼈도 쉽게 부러진다.

항암제는 기본적으로 치료에 무의미하고 유해하지만, 병원에서 항암제를 거부하고 방사선치료를 원한다고 말하면 암 치료 자체를 거절당하기 쉽다. 따라서 방사선치료를 담당하는 의사가 주변의 눈치를 보지 않고 자유롭게 판단해서 치료할 수 있는 병원을 찾아야 한다.

현재 방사선치료는 전 세계에서 표준으로 여겨지는 모든 방법에 국민건강보험이 적용되지만, 이런저런 구실을 붙여서 수백만 엔 단위의 치료비를 우려내는 개인 클리닉이 있다. 여배우 기키 기린은 '전신 암'의 치료를 위해 UMS 안칼러지클리닉이라는 개인 클리닉에서 30곳 이상에 방사선을 쐤다. 엄청난 과잉 치료다. 내 병원에 외래로

온 어느 환자도 조그마한 폐암에 보통의 상한 수준보다 2배 가까이 많은 방사선을 쐰 탓에 호흡 곤란과 심한 피부염 등의 후유증에 시달렸다고 한다.

▶ 간암, 대장암의 간 전이는 라디오파로 태우고, 대장이나 식도가 막히면 스텐트를 넣는다.

간암, 대장암의 간 전이, 간 내 담관암의 부분 치료에는 라디오파 소작술을 추천한다. 라디오파는 주파수가 높은 전자파다. 종양에 직경 약 1mm의 바늘을 찔러 전류를 흘려서 그 열로 암세포를 태운다. 복부에 바늘을 꽂기만 하면 되므로 절제 수술보다 몸이 받는 부담이 적으며, 한 번에 100% 가깝게 암을 태울 수 있다. 입원 기간이 수술보다 월등히 짧고 상처도 눈에 띄지 않는다.

단, 수술했을 때와 마찬가지로 새로운 전이가 차례차례 나타나는 경우가 많다. 수술은 반복할 수 있는 횟수에 한계가 있지만, 라디오파 소작술은 20회 정도까지 가능하다. 대장암의 간 전이에 한해서는 전이가 나타나지 않을 수도 있다. '전이 병터가 직경 3cm 이내 크기, 3개 이하'라는 시술 기준이 정해져 있으나, 실력이 좋은 의사는 직경 5cm 이상이거나 4~5개 이상이더라도 시행해준다. 병원을 잘 골라야 한다.

암이 식도를 막으면 음식물이 내려가지 않고, 대장의 일부가 막히면 대변이 꽉 차므로 큰일이다. 이런 일을 막기 위해서는 확장기를 넣는 '스텐트 삽입술'이 적합하다. 몸에 손상을 입히지 않으면서 증상을 극적으로 개선한다. 삽입이 너무 이르면 스텐트가 빠지기 쉬우니 삽입 시기를 잘 보고 판단해야 한다.

주의해야 할 점은, 일반적으로 암의 치료에는 큰 출혈이나 구멍이 뚫리는 등의 합병증이 생길 수 있다는 것이다.

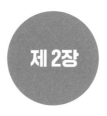

제 2장

암과 싸우지 마라!

– '곤도 마코토의 세컨드 오피니언 외래'에서 만난 사람들 –

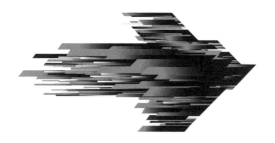

'세컨드 오피니언'이란 무엇이며,
암 치료와 암 방치의 대처법과 장단점은 무엇일까?

'곤도 마코토 세컨드 오피니언 외래(https://kondo-makoto.com)'를 도쿄 시부야에 개설한 지 8년이 넘었다. 그동안 암 치료 및 약에 관한 상담을 약 1만 건 정도 해왔다. 나의 상담 영역은 모든 부위의 암 및 모든 진행도의 암, 생활습관병이다.

세컨드 오피니언이란 문자 그대로 '제2의 의견'이다. 환자가 최선의 치료 방침을 정하고자 담당 의사 이외의 의사에게서 의견을 듣는 것이다. 하지만 암 치료라고 말하면, 동네 병원부터 사립·공립 병원, 대학병원, 국립암센터에 이르기까지 어떤 병원의 어느 의사에게 물어도 똑같은 대답을 들을 가능성이 크다. 그 까닭은 모두가 '암 표준 치료'의 가이드라인에 얽매여서 다른 의견을 주장하면 병원에서 쫓겨나기 때문이다.

나는 게이오대학병원이라는 거대한 의료기관에 정년까지 있으면서 "암은 수술하지 않아야 낫는다", "항암제는 효과가 없다", "건강검진은 백해무익하다", "암은 원칙적으로 방치해야 한다"라는 주장을 계속 해왔다. 병원 내에서 왕따를 당해 고립된 덕분에 시간이 넉넉해져서 의학 논문을 독파하고 책을 집필하는 데 10만 시간을 투입할 수 있었다.

대학병원에서 40년, 세컨드 오피니언 외래에서 8년, 도합 48년간 진료했던 환자 4만여 명의 육성과 경과, 그리고 매일 전 세계에서 입수하는 최신 의학 정보와 같은 나만의 자산을 바탕으로 환자와 상담한다. 수술, 항암제, 방사선 등으로 암을 치료하는 방법과 암을 방치하며 상태를 지켜보는 방법의 장단점을 반드시 알려주고, 판단은 환자 본인에게 맡긴다.

이 장에서는 '곤도 마코토 세컨드 오피니언 외래'에서 실제 상담한 장면의 일부를 소개한다. 암에 역습당하지 않기 위한 실천적 노하우를 터득하기 바란다.

Question 01

건강검진 결과
위에 지름 3cm 크기의
암이 생겼다 해서
병원을 5군데나 다녔습니다.
의사들은 모두
'전체 적출'을 권하는데,
위를 잘라내고 싶지는 않습니다.

— 다카하시(가명), 53세, 남성

암을 방치하기를 권합니다.
영상을 보니 유사 암일 가능성이 큽니다.
진짜 암이라 해도 수술은 위험합니다.
위암은 잘라낸 후에
유별나게 날뛰는 경우가
많기 때문입니다.

8년 뒤 이 환자는 말했다.
"그 후의 내시경 검사에서 한 번도 암세포가 발견되지 않았습니다."

▶ 직경 10cm인 암인데도 증상이나 전이가 나타나지 않는 '유사 위암'도 있다.

다카하시 건강검진을 하다가 엑스선검사에서 "위에 그림자가 있어요"라는 말을 들었어요. 그리고 위카메라에 지름 3cm 크기의 종양이 찍혔습니다. 생체검사에서 암세포도 나왔고요. 진단은 '조기 위암 2C형(위벽 표면이 살짝 함몰한 표면함몰형)'이었습니다. 암 보험에서 진단비가 지급되는 순간 '아, 내가 진짜 암 환자가 됐구나!' 하고 큰 충격을 받았습니다.

곤도 조직 형은 '샘암(腺癌)'이며, 그중에서도 아직 분화(구조나 기능의 특수화)하지 않은 암입니다. 내 생각에, 이것은 대부분 유사 암이며, 발생 초기의 경성 위암도 여기에 포함됩니다. 그리고 2C는 성질이 크게 몇 가지로 나뉘어요.

다카하시 첫 번째 의사한테서 "암이 조금만 작았다면 내시경으로 잘라낼 수 있었는데, 이것은 무리다. 전체 적출이 표준치료다"라는 말을 듣고 병원을 다섯 군데나 찾아다녔습니다. 그런데 모든 의사가 절제해야 한다고 말했습니다. '위 절제만은 피해야지' 하는 생각에 여러모로 알아본 끝에 여기까지 왔습니다.

곤도   이 영상에 얕은 크레이터(crater) 같은 것이 보이죠? 조금 옴
      팍한 모양이라서 2C형이네요. 이 암은 정상 점막과의 경계
      가 아주 모호해서 유사 암일 확률이 높아 보여요.

다카하시 아, 유사 암, 선생님의 책에서 봤습니다. 이름은 암인데 성질
      이 양성이라면서요?

곤도   맞아요. **유사 암은 수술이 필요 없어요. 만일 진짜 암이라면
      위암은 절제된 후에 유별나게 날뛸 가능성이 높기에 수술은
      위험합니다. 그래서 나는 언제나 위암 수술은 권하지 않아요.**
      만약 암이 위의 출구를 막아버리더라도 암 절제보다는 위
      에 소장을 연결하는 우회 수술로 견디는 것이 안전합니다.

다카하시 그렇습니까? 의사들이 한결같이 전체 적출이 표준치료라고
      말을 해서 솔직히 망설여지네요.

곤도   위암은 조기에 발견되더라도 예사로 전체 적출을 해버리는
      데, 그런 수술로 생명이 연장됐다는 증거가 없어요. 2C형
      위암인데 '상태 지켜보기'로 결정한 환자 20명 정도를 돌보
      다가 암의 지름이 10cm가 됐는데도 증상이나 전이가 나타
      나지 않아서 유사 암이 있다는 사실을 깨달았어요. **경성 위
      암의 경우에는 수술하면 대부분 2년 안에 사망합니다. 하지
      만 방치하면 피를 토하고 나서 5년간 또는 초진 후 10년간 산**

사람도 있고, 3년 이상 산 사람도 몇 명이나 있었어요.

▶ 상태를 지켜본 지 8년, 도중에 암이 사라졌다.

다카하시 저의 경우, 위암을 방치하려면 어떻게 하는 게 좋겠습니까?

곤도 당분간 아무 일도 일어나지 않을 것 같으니까 암 진단받은 사실을 잊어버리고, 뭔가 이상을 느낄 때 내시경 검사를 하면 됩니다. 걱정되면 언제든지 오세요.

다카하시 역시 용기가 필요한 일이네요. 위에 암이 있는 걸 이미 봤으니까요. 막상 제가 암 환자가 되고 보니 주위 사람들의 시선이 부담되면서 별의별 생각이 다 드네요. 일단 1년 동안 상황을 지켜보겠습니다.

[8년 후]

곤도 내시경 검사에서 암세포가 하나도 보이지 않았네요.

다카하시 게다가 중도에 크레이터 같은 것이 보이지 않게 돼서 저도 놀랐습니다.

곤도 어딘가에 잠복해 있을 가능성은 있겠지만, 일단은 암이 사라졌어요. 그런데 이게 희한한 일은 아닙니다. 왜냐하면 조기 위암을 방치하면 10명 중 1~2명에게서 암이 없어지는 일이 생기기 때문입니다.

다카하시 실은, 3년 정도까지는 '암이 좀 커지면 수술해버릴까' 하고 생각했습니다. 암으로부터 받는 심리적 압박감이 정말로 컸습니다. 요즘도 위가 아플 때가 있어서 걱정입니다.

곤도 위암은 아프지 않아요(웃으면서). 하여튼 언제나 '몸이 가장 편해하는 대처법'을 고르는 것이 중요합니다.

유선(젖샘)의 '석회화'로부터
유관 내 유방암이 발견되어
'유방 전체 적출'을
강하게 권유받았습니다.

– 다나카(가명), 40세, 여성

유방암 2A기,
트리플 네거티브(삼중음성 유방암)로
진단되어 수술과 항암제 이외에는
치료법이 없다는 선고를 받았습니다.

– 스즈키(가명), 59세, 여성

Answer 02

'석회화'는 만성 유선증으로,
치료는 필요 없습니다.
트리플 네거티브는 수술이 위험하니
방사선치료를 권합니다.
유방과 목숨을
잘 보존하기를 바랍니다.

유방암은 가급적 방치한다.
치료를 해야 한다면 최소한으로 한다.

▶ 유방암에는 '방치 요법'이 아주 적합하다. 응어리 때문에 피부가 찢어져도 바셀린 케어를 하며 오래 살 수 있다.

유방암은 방치 요법에 딱 알맞은 암이다. 왜냐하면 암 응어리가 거대해지거나 피부를 찢어도 식사·호흡·해독·배설 등 생명에 직결되는 기능이 침해되지 않으며, 암에 독성이 없어서 죽을 염려가 없기 때문이다.

한편 치료를 하면 유사 암일지라도 수술 합병증이나 후유증, 항암제의 독성 때문에 죽는 경우가 있다. 만약 진짜 암이라면 치료 도중에 숨어 있던 전이가 나와서 날뛸 가능성이 높다.

나는 게이오대학병원에 근무하던 시절부터 지금까지, 응어리가 피부에 침윤하거나 피부를 찢고 나와도 '유방암 방치'를 희망하는 환자들을 수백 명이나 진료해왔다. 피부를 찢는 유방암은 80~90%가 진짜 암이다. 그렇지만 방치한 환자들 대부분은 액체가 스며 나오는 부위를 바셀린과 거즈로 셀프 케어를 하면서 10년, 20년 건강하게 잘 살았다. 이런 사례들을 보면서 나는 '유방암은 될 수 있으면 방치하고, 치료를 해야 한다면 그 범위를 최소한으로 축소한다'가 최선이라고 생각하게 됐다.

여기서는 '유관 내 유방암'과 '유방암 2기'로 진단된 환자 2명과의 상담 내용을 소개한다.

▶ 여성들은 핑크리본 운동의 피해자다. "암이 남을 수 있으니 전체를 적출합시다!"라는 말은 거짓이다.

다나카   핑크리본 운동의 광고를 보고 맘모그래피(유방 촬영) 검사를 받았는데 "유선에 흰 모래가 드문드문 뿌려진 것 같은 석회화가 있다"는 얘기를 들었습니다. 그 후 정밀검사에서 '유관 내 유방암'이라고 진단됐습니다.

곤도   나는 유선의 석회화에 대해 '여성호르몬에 대한 반응이 강하게 나타난 만성 유선증'이라고 생각해요. 석회화를 20년 이상 방치해도 아무 일도 일어나지 않는 여성들을 많이 봐왔기 때문이죠. 그리고 **유관 내 유방암은 침윤하지 않는 성질이 있으며, 99%가 유사 암입니다.** 정밀검사는 어디서 했나요?

다나카   현립(縣立) 암센터입니다. 왼쪽 유관 안에 암이 있는데, 일부분만 절제하는 유방 온존요법으로는 암이 남아 있을 우려가 있다면서 전체 적출을 강하게 권유받았어요. 하지만 왠지 믿을 수가 없었습니다.

곤도　그건 흔히 하는 협박이며 거짓말이에요. **유방암 수술은 전체 적출이든 부분 절제든 생존율은 변하지 않아요.** 40년 전부터 여러 차례의 비교 시험을 통해 확실히 밝혀졌어요. 원래 유관 내 유방암은 수술이 필요 없으며, 몸만 상하게 할 뿐인 손해죠.

다나카　그런데도 핑크리본 운동은 계속되고, '유방암의 조기 발견, 조기 치료'를 외치고 있어요.

곤도　얼마나 이권이 얽혀 있는지 몰라도, 그 운동은 피해자를 많이 낳고 있어요. 내가 돌본 환자들 중 한 사람은 1990년, 46세 때 맘모그래피 검사에서 석회화가 발견됐대요. 조직을 검사한 결과 "암의 싹이 있으니 바로 입원해서 '전체 적출 수술'을 받으세요"라는 말을 듣고도 방치했는데, 지금까지 아무 일도 일어나지 않았어요.

다나카　30년 전이나 지금이나 똑같군요!

곤도　유방 전체를 적출하고 싶어 하는 병원이 많은 것도 여전하네요. 남성 특유의 전립샘암은 방사선치료가 주류로 자리를 잡아가는 것과 달리, 유방암이나 자궁경부암은 '전체 적출 수술'을 하는 사례가 점점 많아지고 있지요. 여성은 인내심이 강해서 항암제 투여도 잇달아서 몇 년이나 받아들이기 쉽습니다. 부디 자기 몸을 스스로 지키기를 바랍니다.

▶ 이런 진행 상태는 90%가 진짜 암이다. 그러나 방사선치료로 대부분은 축소될 수 있다.

이번에는 자신이 진짜 암에 걸렸다고 생각하는 환자와 상담했던 내용을 소개한다.

스즈키   2년 전에 오른쪽 유방에 응어리가 생겨서 시립병원의 유선외과에서 세포검사를 받았어요. 결과는 '유방암 2A기, 트리플 네거티브*, 겨드랑이 림프샘에 전이 없음'이었죠. 암 응어리의 지름은 3.5cm였는데, 담당 의사는 "수술과 항암제 이외의 치료법은 없다"라고 단호하게 말했어요.

---

* 트리플 네거티브 유방암(삼중음성 유방암) : 암세포에 에스트로겐 수용체와 프로게스테론 수용체가 없고, HER2라는 단백질을 많이 생성하지 않아 이 3가지를 검출하는 검사에서 모두 음성을 나타내는 암. 다른 침습성 유방암에 비해 치료가 어렵고, 성장과 전이가 빠르고, 예후가 나쁘다고 알려져 있다.

곤도　　일본 내의 유선외과의들은 전부 그렇게 말할 거예요. **트리 플 네거티브란 악성의 정도를 나타내는 용어인데, 항암제 이 외의 약물요법이 잘 듣지 않으며 전이와 재발이 나타나기 쉬 운 상태를 가리킵니다.**

스즈키　　방치하면 어떻게 되는지 담당 의사에게 물어보니 "사망하 게 된다"라고 대답했어요. 저는 선생님의 생각을 이해하고 있었기에 그 후론 병원에 한 번도 가지 않았습니다.

곤도　　환부를 좀 봅시다. [환부 관찰 후] 지름이 현재는 13cm 정도 이며, 액체가 스며 나오고 있네요.

스즈키　　시립병원에 다녀온 지 7개월이 지나고부터 나오기 시작했어 요. 요즘 액체 양이 늘었으며, 가끔 피도 나옵니다. 생리대 에 흰색 바셀린을 두껍게 바른 것을 '상처 보호용 패드' 대 신으로 쓰고 있어요.

곤도　　그 방법으로도 충분해요. 생리대 대신 거즈를 사용할 수도 있습니다. 환부에서 감염이 일어나지 않으니 그곳을 평상시 처럼 씻거나 목욕을 해도 괜찮아요.

스즈키　　아, 목욕도 할 수 있군요! 그건 그렇더라도, 진행이 빠른 것 같아요.

곤도　　트리플 네거티브 상태에서 이 정도로 진행됐다면 진짜 암일 확률이 90%이며, 전이가 숨어 있지요. **나는 이와 비슷한 암을 가진 환자들을 수백 명씩이나 진료해왔는데, 치료를 전혀 하지 않은 사람들은 대부분 오래 살고 있어요.** 만일 환자분이 2년 전에 수술을 했다면 전이가 나타나서 사망했을 가능성이 큽니다.

스즈키   그럼, 이대로 내버려두는 편이 더 좋을까요?

곤도   이 이상 커지면 큰일이에요. 방사선치료를 하면 암이 날뛸 가능성이 작고, 작아지거나 사라질 거예요. 하지만 방사선치료만 해주는 병원을 찾는 게 가장 큰 난관이네요.

Question 03

종합건강검진에서
담관암 같아 보이는 종양이
간에서 발견됐습니다.
배우라서 수술도 항암제치료도
피하고 싶습니다.
하지만 암은
어떻게 좀 해주면 좋겠습니다.

— 가와시마, 52세, 여성

담관암은 수술을 해도
숨어 있던 전이가 나옵니다.
라디오파라면 한 번에 100% 가까이
암을 태울 수 있으므로
몸이 상하지 않으면서
전이를 막을 수 있습니다.

여배우 가와시마 나오미의 사례다.
수술을 선택한 지 반년 만에 재발하여
수술 후 1년 6개월 만에 영면했다.
항암제치료를 거부하고, 죽기 8일 전까지 배우로 활약했다.

▶ 매년 받는 유명 병원의 종합건강검진에서 암이 발견되고 말았다.

담관암은 췌장암 다음으로 생존율이 낮고 질이 나쁜 암이다.

여배우 가와시마 나오미가 상담하러 왔을 때, 나는 수술을 받으면 암이 마구 설칠 가능성이 높다고 이야기해주고 **라디오파로 치료할 것을 권했다. 그즈음에 서양의 담관암 치료 데이터가 나왔는데, 라디오파 소작술이 수술보다 치료 성적이 좋다고 보고돼 있었기 때문이다.** 하지만 그녀는 수술을 택했고, 반년 뒤에 재발되어 수술 후 1년 6개월 만에 사망했다. 수술 후에 '남은 생 1년'이라는 선고를 받았기에 재수술로 암을 제거할 수 없는 상황이었을 것이다. 수술로 말미암아 숨어 있던 전이가 급격히 난동을 부리기 시작했다고 여겨진다.

가와시마가 일찍 죽은 건 유명 병원의 종합건강검진과 식이요법도 영향을 미쳤을 거라고 생각된다. 유명 병원에는 최첨단 검사 기기가 많이 있어서 종합건강검진을 받으면 담관암처럼 찾기 어려운 암도 조기에 발견된다. 일찍 발견할수록 수술도 서두르게 되어 진짜 암일 때는 결국 일찍 죽기 쉽다.

가와시마의 담관암은 조기 발견된 것이었다. 그런데도 낫지 않았으니 조기 발견은 무의미한 것이다. 검사로 암을 찾아내려고 하는 것은 죽음을 두려워하지 않는 어리석은 짓이다.

생의 마지막 순간에 보인, 급격히 살이 빠진 가와시마의 모습도 세상을 놀라게 했다. '육류와 동물성 지방, 가공식품을 섭취하지 않는다'는 식생활을 실천한 결과 영양이 부족하여 죽음을 재촉하는 결과를 초래했다고 여겨진다. **암에 걸렸다면 정상 세포를 튼튼하게 유지하는 것이 가장 좋은 건강법이다. 무엇보다 동물성 단백질과 당질을 잘 섭취해서 살을 좀 찌우는 것이 좋다.**

수술 후 가와시마는 항암제치료를 거부하고 사망 8일 전까지 무대에서 활동했으며, 당당하게 기자회견도 했다. 참으로 배우 생활에 대한 의지가 대단한 사람이었다. 항암제가 투여되면 머리카락이 빠지거나 손발 저림, 권태감 등의 부작용도 곧잘 나타난다. 항암제를 투여받지 않으면 생의 마지막 순간에도 건강했을 때처럼 머리와 몸을 움직여 활동할 수 있다. 가와시마는 그 사실을 몸소 세상에 보여주었다.

이어지는 내용은 가와시마와 상담 때 주고받은 이야기다.

▶ 의사가 "일단 수술합시다", "항암제로 암을 작아지게 합시다"라고 해서 거절했다.

가와시마 해마다 받는 종합건강검진의 CT 검사 때 간에서 작은 종양이 발견됐습니다. 간 내 담관암(담즙이 간 내부를 통과하는 가느다란 관에 생기는 암)일 가능성이 짙다고 했습니다.

곤도 수술하라는 권유를 강하게 받았겠군요.

가와시마 그렇습니다. 담당 의사가 바로 잘라내자고 해서 "양성일 수도 있어서 싫어요"라고 했더니 "그럼 항암제로 축소시킵시다" 하고 권유했습니다. 올해에는 뮤지컬 일정이 계획돼 있어서 그것도 안 된다고 했습니다.

곤도 사진을 보니 역시 **담관암이군요. 그렇다면 상당히 까다롭습니다. 지금 증상이 없더라도 머지않아 몸의 어딘가에 전이가 나올 가능성이 높아요.** 또한 수술을 받더라도 재발하는 것이 거의 확실해요. 이대로 내버려두어도 2, 3년은 건강할 수 있지만, 담관이 아주 가늘기 때문에 암으로 막혀 황달이 일어나기 쉽습니다. 황달은 간 기능 부전의 증상이며, 죽음과 직결됩니다.

가와시마 무대에 서야 해서 몸에 상처를 내고 싶지 않아요. 머리카락이 빠지거나 하는 것도 곤란합니다. 그래서 절제 수술도 항암제치료도 마음이 내키지 않습니다. 하지만 간에 있는 이 종양만은 어떻게 하고 싶습니다.

▶ 라디오파 소작술은 종양에 침을 꽂아 고주파 전류를 흘려서 그 열로 암세포를 모두 태워버린다.

곤도　　그렇다면 '라디오파 소작술'을 추천하고 싶습니다. 종양에 지름 1mm 정도의 바늘을 찔러 고주파 전류를 흘려서 그 열로 암을 태우는 치료법이죠.

가와시마　어머, 우연이네요! 아는 의사가 라디오파 치료를 잘 안다고 해서 내일 만나기로 했어요. 자세히 얘기를 듣고 오겠습니다.

곤도　　라디오파는 주파수가 높은 전자파입니다. **수술보다 몸에 주는 부담이 훨씬 적고 1회 치료로 100%, 혹은 100% 가까이 암을 태울 수 있어요. 입원 기간도 수술보다 무척 짧아요.**

가와시마　상처는 어떻습니까?

곤도　　복부에 바늘을 찌르는 것뿐이어서 상처는 거의 남지 않습니다.

가와시마 재발 우려는 어떤가요?

곤도 만약 전이가 숨어 있다고 해도 병터에 메스를 가하는 절제
수술과는 달리, 소작술은 암을 모조리 태우므로 전이가 날
뛸 위험도 낮을 겁니다.

가와시마 아무튼 지금은 뮤지컬 일을 우선시하고 싶어요.

곤도 생각할 수 있는 치료법은 4가지예요. 수술, 라디오파 소작
술, 방사선치료, 상태 지켜보기입니다.

가와시마 감사합니다. 저도 여러 가지를 알아보고 결정하고 싶습니다.

Question 04

건강검진에서
폐에 직경 4cm 정도의 암 같은
그림자가 발견됐습니다.
의사가 일단 개흉 수술로
제거하자고 합니다.

－야마시타(가명), 76세, 남성

수술은 필요 없습니다.
폐암을 조기 발견해서
조기 치료한 사람은
아무것도 안 한 사람보다
사망할 확률이 20%나 더 높습니다.

———

수술하면 암이 곧바로 재발하여
"내 암은 진짜 암이었구나!" 하고 깨닫는다.
그때는 이미 늦다.

▶ 폐암은 사망자 수가 가장 많은 암이며, 담배를 피우지 않아도 걸리는 사례가 늘고 있다.

많은 암 가운데 사망자 수가 가장 많은 것이 폐암이다. 특히 남성의 사망자 수가 많다. 흡연 외에 대기오염 물질인 초미세먼지(PM2.5)나 석면의 티끌 따위가 폐에 깊숙이 들어가서 담배를 피우지 않는데도 폐암에 걸리는 이들이 늘고 있다.

폐암은 질이 좋지 않아서 5년 생존율이 2기에서 40% 수준, 4기에서는 5% 정도로 매우 낮다. 그래서 조기 발견하려고 검사를 받는데, 이것이 치명타가 되고 만다.

폐 CT 검진으로 폐암을 진단받은 사람의 사망 확률이 높다는 것은 비교 시험에서 뚜렷이 드러난다. 검진에서 '조기 발견, 조기 치료'를 한 그룹과 아무것도 하지 않은 그룹의 사망자 수를 비교한 연구 결과가 이탈리아에서 2건, 덴마크에서 1건이 보고되어 있다. 3건의 연구 결과를 합치면 폐암 사망자 수는 47명 대 38명, 총사망자 수는 138명 대 107명이었다. 검진을 받고 치료한 그룹의 사망자 수가 20% 정도나 많았다.

폐암이 발견되면 수술이나 방사선치료를 받은 후에 옵디보, 분자표적제, 항암제 등 독성이 강한 약물의 투여도 잇달아 권유받기 때문에 사망할 가능성이 점점 커진다.

CT 검사로 폐에서 지름 몇 cm 크기의 그림자가 발견됐을 때 정밀 검사를 하면 10명 중 8~9명이 암(악성종양)이고, 1~2명이 양성종양이라는 결과가 나온다고 한다. **암일 경우 전이가 없으면 1기이고, 그 중 80%는 유사 암이라 내버려두더라도 아무 일도 일어나지 않는다.**

그러나 검사에서 발견되면 빠짐없이 치료로 내몰려서 수명이 단축되고 만다. 전이가 있는 진짜 암이라면 치료를 하지 않음으로써 더 편하게 오래 살 수 있다.

자각증상이 없는데 CT 검사로 폐에서 그림자가 발견됐다는, 흔한 사례를 소개한다.

▶ 자각증상도 없는데 갑자기 '개흉 수술'을 하자고 해서 깜짝 놀랐다.

야마시타 몸은 멀쩡한데 시(市)에서 해주는 건강검진이고 해서 엑스선검사를 받았는데….

곤도 그만 덫에 걸리고 말았군요. 오른쪽 폐의 아랫부분인 '하엽'에 대략 직경 4cm 크기의 선명한 그림자가 보입니다. 이것이 불투명 유리 너머에 비친 그림자처럼 흐릿하게 보인다면 전이될 걱정이 없는데, 안타깝네요.

야마시타 주치의가, 폐결핵이 자연스럽게 치유된 자국일지도 모르지만 일단은 개흉 수술로 잘라내자고 했습니다. 그림자의 위치와 크기로 봐서 내시경 수술은 무리라면서요.

곤도 (쓴웃음을 지으면서) 감히 '일단은'이라고 말하던가요? 가슴을 절개해서 갈비뼈를 빼고 폐를 절제하는 대수술이라 신경도 손상되고 통증만으로도 후유증이 매우 심한데, 그렇게 가볍게 얘기했다니 너무하네요.

야마시타 아무런 자각증상이 없고 담배를 피운 적도 없는데, 갑자기 "개흉 수술합시다"라고 해서 깜짝 놀랐습니다. 수술은 될 수 있는 한 받고 싶지 않습니다.

곤도 검사를 하려면 조직을 떼어내 현미경으로 보는 '기관지경 (폐 카메라) 생체검사' 또는 'CT 가이드 하 생체검사'*가 있는데, 둘 다 위험합니다. 특히 CT 가이드 하 생체검사는 시행 중에 환자가 갑자기 기침이라도 하면 공기가 혈관으로 들어가 뇌나 심장에 가득 차서 즉사할 수도 있습니다. 저는

---

* CT 가이드 하 생체검사 : CT 영상을 확인하면서 흉벽에서부터 폐에 바늘을 찔러 넣는 방법.

이와 관련한 의료 소송의 감정 의견서를 2건이나 작성한 적이 있습니다.

야마시타   검사받다가 죽어버리면 체면도 서지 않습니다.

곤도   맞아요! 하여간에 세포 진단에서 악성종양으로 인정되면 암으로 확정됩니다. 영상으로 이렇게 보이는 케이스는 10명 중 8~9명이 암입니다. 나머지는 양성종양, 즉 흔히 생기는 부스럼입니다.

야마시타   그렇다는 것은 개흉 수술을 했더니 양성인 사례도 꽤 있었다는 말이군요?

곤도   (어처구니없다는 표정을 지으면서) "축하합니다! 양성이에요" 라면서 외과의는 천연스럽게 말하지요.

야마시타   어휴, 정신을 바짝 차려야겠습니다! 악성도 진짜 암과 유사 암으로 나뉘니까요.

▶ 폐암은 1기에서도 진짜 암이 20~30% 정도다. 따라서 치료는 신중하게 결정해야 한다.

곤도   그 갈림길은 '전이'입니다. 다른 장기에 전이가 나타났거나 숨어 있으면 진짜 암입니다. 눈에 보이지 않는, 지름 1mm 크기의 전이에도 100만 개의 암세포가 꽉 차 있습니다. **한 곳에 전이가 있으면 또 다른 10곳, 100곳에도 처음부터 전이가 있으므로 수술을 해도 낫지 않습니다. 게다가 수술 탓에 전이가 날뛰어서 빨리 사망할 위험이 커집니다.**

야마시타 전이가 나오지도 않았고, 숨어 있는 전이도 없는 것이 유사 암이라는 말이지요?

곤도 그렇습니다. 생김새가 나빠서 악성종양이라고 취급되지만, 성질은 양성인 종기입니다. 수술 후 5~10년간 살게 되면 사람들은 "수술 덕분이야"라고 하지만, 사실은 유사 암 덕분입니다. 아무것도 하지 않아도 쭉 살 수 있거든요. 수술은 몸을 상하게 하니 그만큼 손해입니다.

야마시타 그러면 제 경우에는 검사도 치료도 받지 않는 편이 좋겠네요.

곤도 현명한 판단입니다. 폐암은 당신과 같은 1기에서도 진짜 암이 20~30% 정도 됩니다. 수술하면 바로 재발해서 "아, 내 암은 진짜였구나!" 하지만, 그때는 이미 늦습니다. 의사의 권유로 옵디보에도 손을 대다가 3~5년 안에 세상을 떠납니다.

야마시타 만약 진짜 폐암으로 기침이나 호흡 곤란이 생기면 어떻게
해야 합니까?

곤도 완화 케어를 받으세요. 그리고 반드시 "항암제는 사절합니
다"라고 말하세요.

Question 05

대장암 절제 수술을 받은 지
2년이 지났습니다.
간에서 지름 1cm 크기의 전이가
1개 발견되었는데,
주치의가 '바로 수술과
항암제치료를 하면 나을 가능성이
40% 정도'라고 합니다.

— 다치바나(가명), 58세, 여성

40%는 너무 높은 수치이지만,
대장암이 간과 폐에 전이된 건
치유될 가능성이 있습니다.
치료 성적이 수술과 같고
몸에 부담이 적은
라디오파 소작술을 추천합니다.

치료가 헛일이 될 수도 있기에, 다른 전이 상황을 지켜보면서
간 전이를 '키우는' 것도 한 방법이다.

▶ 40년 만에 대장암 환자 수가 7배 증가한 배경에는 '조기 발견'이 있다.

대장암으로 사망하는 일본인 수는 남녀 모두가 계속 증가하여, 20년 전의 약 2배가 되었다. 특히 일본의 여성 암 사망 1위가 대장암으로, 40대부터 환자가 급증한다.* 대장암 환자는 40년 만에 7배나 늘었는데 이는 서구식 식생활, 음주와 흡연, 비만, 운동 부족 등이 원인이라고 추정된다.

검사를 통해 암을 손쉽게 발견할 수 있게 된 것도 큰 원인이다. **내시경, CT, 초음파 등의 검사 기술이 발달해 이전보다 크기가 작은 대장암이 많이 발견되고 조기에 치료가 시작됨으로써 대장암으로 죽는 사람들이 늘어나는 면도 있다고 생각한다.**

그런데도 국립암센터는 "1980년에는 대장암 항암제가 단 한 종류였다. 그동안 좋은 신약이 속속 등장하여 생존 기간이 눈부시게 늘어났다. 이전에는, 절제할 수 없는 전이가 발견되면 암 환자의 생존 기간은 반년 정도였다. 그러나 1990년대 후반부터 급격히 생존 기간이 늘

---

* 우리나라의 암 사망률 : 우리나라의 경우 암 사망률은 폐암, 간암, 대장암, 위암, 췌장암 순으로 높다. 남자는 폐암, 간암, 대장암 순으로 사망률이 높고, 여자는 폐암, 대장암, 췌장암 순으로 사망률이 높다(출처: 통계청, 〈2020년 사망원인통계 결과〉)

어나면서 2년 이상으로 생명이 연장되었다"라고 수시로 선전하고 있다. 이는 단순히 암의 전이가 빨리 발견된 만큼 겉으로 보이는 생존 기간이 길어진 것뿐이다. 조기 치료를 함으로써 도리어 항암제의 독성 때문에 대장암으로 인한 사망자 수가 줄어들기는커녕 계속 늘어나고 있다.

한편, 이유는 밝혀지지 않았지만 '대장암은 특히 간과 폐에 잘 전이되는데, 이 경우에는 치유될 수도 있다'는 예외도 있다.

▶ 스텐트 삽입으로 3년 이상 버티는 직장암 환자가 있다.

대장암 수술을 한 뒤에 간 전이가 발견된 환자와의 상담 내용이다.

다치바나　2년 전에 대장암 수술을 받았는데, 최근 간에서 직경 1cm 크기의 전이가 발견되었습니다.

곤도　절제한 것은 에스상결장, 즉 아래쪽 S자 부분이네요. 그 당시 장폐색이 있었나요?

다치바나　수술 후 주치의에게서 "위험할 뻔했습니다. 장폐색 직전이었어요"라는 말을 들었습니다.

곤도 대장암 환자는 흔히 '바로 잘라내지 않으면 장폐색이나 대량 출혈의 우려가 있다'는 거짓말을 듣고서 수술을 하게 되는데, 한번 그 주치의의 말을 믿어보도록 합시다.

다치바나 사실 절제하고 싶지 않았어요. 수술 말고 다른 방법은 없을까 하는 고민도 많이 했습니다.

곤도 당신의 상태라면 **스텐트(금속제 그물 모양의 확장기)를 항문으로 삽입하는 방법도 있었어요. 스텐트만으로 3년 이상을 버티는 직장암 환자도 있어요.** 직장을 절제하면 변을 모아두는 곳이 작아져서 조금씩 여러 번 배변해야 하고, 주변의 자율신경이 끊어져서 남성은 발기 장애가 생기기도 하지요. 삶의 질이 뚝 떨어집니다.

다치바나 저도 스텐트를 해보고 싶었어요. 참, 수술 후 반년 동안 항암제치료를 받은 건 어떻게 생각하세요? 티에스원(TS-1)이라는, 먹는 항암제였어요.

곤도 **수술 후의 보조 화학요법은 어떠한 약물을 쓰든 효험이 있다는 증거가 없습니다.**

다치바나 어! 효과가 없다고요? 주치의가 '경구 항암제는 부작용이 비교적 순하다'고 해서 복용을 했어요. 그런데 실제로는 기분이 나쁘고 설사도 점점 심해져서 아주 힘들게 복용했어요.

곤도   부작용이 약하든 강하든 항암제가 맹독제라는 사실에는
      변함이 없으니까요. 그 항암제는 방송국의 한 리포터가 복
      용한 지 5일 만에 사망한 약물입니다.

▶ 지름 3cm 크기까지는 라디오파로 태울 수 있다.
그러니 아직 1cm밖에 안 된 암은 치료 시기에 여유
가 있다.

다치바나   굉장히 많이 배웠습니다. 그런데 간 전이는 어떻게 하는 게
        좋겠습니까?

곤도   **응어리를 만드는 고형암은 장기 전이가 발견되면 기본적으로
      는 낫지 않습니다. 그런데 대장암은 유일하게 폐·간 전이만
      나을 가능성이 있습니다. 이유는 밝혀지지 않았어요.**

다치바나   주치의는 '수술과 항암제치료를 하면 치유될 가능성이
        40% 정도 있다'고 말했습니다.

곤도   40%라고요? 너무 높습니다. 5년 생존율이 30% 이하라고
      하는 병원이 꽤 있으니까요. 어쨌든 나을 가능성은 있어요.

다치바나 간에는 혈관이 많아서 복강경이 위험하므로 개복 수술을 할 수밖에 없다는 말도 들었습니다.

곤도 배를 크게 절개하기에 몸을 상하게 하고, 암이 복막이나 간에서 날뛸 위험도 있어요. 그래서 나는 **'라디오파 소작술'을 권하고 싶습니다. 간의 전이 병터에 굵기 1mm 정도의 전극을 찔러서 고주파인 라디오파의 열로 암을 지져버립니다.**

다치바나 치료 성적은 수술에 비해 어떻습니까?

곤도 생존율은 거의 같아요. 그러니까 몸에 상처를 입히지 않는 라디오파 소작술이 더 나을 겁니다.

다치바나 전이가 날뛰기 전에 라디오파 소작술을 받는 편이 좋겠지요?

곤도 다만, 수술을 하든 라디오파 소작술을 하든 간 전이와 폐 전이가 반복적으로 나올 수 있어요.

다치바나 몇 번씩이나 치료받는 건 역시 마음 내키는 일이 아니네요.

곤도 당신의 경우, 직경 3cm까지는 라디오파로 태울 수 있는데, 아직 1cm 정도이니 치료 시기에 여유가 있어요. 따라서 당분간 상태를 지켜보는 것도 하나의 방법입니다. 만일 전이가 나오면 완화 케어를 시행하면 됩니다.

다치바나 잘 알겠습니다. 간 전이는 당분간 지켜보겠습니다. 마음이 훨씬 가벼워졌어요!

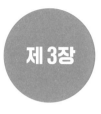

제 3 장

암과의 공생

- 몸을 해치지 않고 평온하게 암과 함께 지내는 방법 -

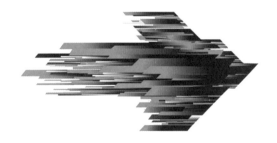

왜 의학 기술이 발달해도
암 사망률은
줄어들지 않는 건가요?

Answer 01

암은 노화현상으로,
변이된 유전자가
처음부터 온몸에 전이하여
무한히 늘어납니다.
인간은 암을 감당하지 못합니다.
결국 20년 후에도 암 사망률은
줄어들지 않을 것입니다.

———

암이 생기는 것은 자연의 섭리라고 생각하면서
고통스러운 증상을 달래며 사는 것이 편안하게 오래 사는 비결이다.

▶ 남녀 모두 50대 이후는 '암 연령'이다. 80대 노인의 유체를 해부해보면 90%에게서 암이 발견된다.

왜 암 사망자는 줄지 않는 것일까? 왜 진짜 암은 의료 기술로 고칠 수 없을까?

그 이유는, **인체가 궁극적으로 맞이해야 할 노화현상이 암**이기 때문이다.

노화란 인체의 성장이 끝난 뒤에 시간의 흐름에 따라 그 기능이 쇠퇴하는 현상을 말한다. 주름, 기미, 흰머리, 어깨 결림, 요통, 노안, 피로, 변비, 고혈압, 골다공증, 치매 등 나이가 들면서 몸의 안팎에서 여러 가지 부실한 상태가 나타나는 것이다. 성인이 돼서 걸리는 질병의 대부분은 노화현상이며, 그중 90%는 의사에게 보인다고 해서 낫지도 회복이 빨라지지도 않는다.

사람들은 컨디션이 나쁠 때 병명이 붙으면 안심을 하고, "나이 탓입니다"라는 말을 들으면 화를 내는 경향이 있다. 하지만 몸이 삐걱거리기 시작하는 건 꽃이 시들어가는 것과 같은 자연현상이다. 그것을 무리하게 원래대로 되돌리려 하면 몸이 부자연스러우면서 불편한 상황에 놓인다. 그러므로 노화를 받아들여서 사이좋게 지내는 것이 가장 이치에 맞다.

암도 정상 세포의 유전자에 상처가 쌓여서 일어나는 노화현상이다.
그래서 남녀 모두 50대 이후는 '암 연령'으로 여겨지며, 고령이 될수록 암 환자가 늘어난다. 다른 질병으로 사망한 사람의 시신을 부검하면 50대에서 약 50%, 80대에서는 90%의 비율로 암이 발견된다.

그리고 **우리 몸은 암으로 목숨을 끝낼 수 있는 구조로 이루어져 있다.** 90세가 넘으면 적극적인 검사나 치료를 하지 않는 경우가 무척 많아져서 병명이 붙지 않는 노쇠사(死)나 자연사가 늘어나는데, 검사를 했다면 대부분 '암 사망'이었을 것이다.

인류의 평균수명은 해마다 늘고 있지만, 최근 20년 사이에 기네스가 공인한 세계 최장수 연령은 118세가 한계점이었다. **의료 기술은 사람의 최고 수명을 연장할 수 없다. 이는 자연이 베푼 은혜**로, 우리가 '장수 지옥'에서 괴로워하지 않도록 유전자에 암이 프로그램된 것으로 생각된다.

▶ 골초인데도 암이 발견되지 않은 사람도 있다.

"술담배를 안 하고 음식도 신경 쓰며 살았는데, 왜 내가 암에 걸렸나?" 하고 한탄하는 환자들이 종종 있다. 반면, 해부학자 요로 다케시는 젊었을 때부터 담배를 손에서 놓지 않았음에도 82세 때 받은 CT 검사에서 암이 하나도 발견되지 않았다고 한다.

담배, 방사선, 농약, 식품첨가물의 발암성은 널리 알려져 있지만 두부를 굳히는 '간수'도 첨가물이고, 공기 중의 산소나 햇빛의 자외선도 유전자를 손상시킨다. **호흡하고 산책을 하고 식사를 하는 것만으로도 몸속에 발암의 원인이 차곡차곡 쌓인다. 그런데 정상 세포의 유전자가 크고 작은 손상을 입는 것과, 정상 세포가 암세포로 변이를 일으키는지 아닌지는 별개의 문제다.** 요로처럼 암에 잘 걸리지 않는 사람도 있으니 암 발생은 수수께끼투성이이다.

그리고 진짜 암은 생겨나자마자 무수한 전이가 온몸에 숨어서 끝없이 증식해간다. 아무리 의학 기술이 진보해도 암에는 속수무책이다. 어쨌든 60세가 지났는데 '나는 암에 걸릴 리가 없다'고 확신하는 것은 '나는 죽지 않을 거야'라고 여기는 경박한 짓이다.

▶ '암 방치 요법'을 직접 증명하고 싶다.

혹시 의사로부터 진행 암에 걸렸다는 사실을 듣는다면 나는 어떻게 하게 될까? 아마 이렇게 생각할 것이다.

'드디어 왔는가. 70세가 넘어서도 좋아하는 일에 몰두할 수 있어서 행복했다. **암으로 자연스럽게 죽는 것이 내가 본디 품고 있던 소망이다. 고통이 생기더라도 편안해지는 방법을 궁리해서 암과 잘 타협하며 지내다가 평온하게 이 세상을 떠나는 것이 남은 인생을 보내는 최고의 방법이다.**'

나는 50년 가까이 환자를 진료해왔지만, 나 자신이 병원에서 검사나 진찰을 받은 것은 근육 염좌를 골절로 오인했을 때뿐이다. 우리 집에는 혈압계가 없어서 내 혈압이 얼마인지도 모른다. 그래서 암의 발병을 알아차리는 기준을 마련했는데, 아래와 같은 자각증상이 나타났을 때다.

- 음식이 목구멍으로 넘어가지 않는다. → **위암, 식도암**
- 숨이 막히고, 헛기침이 계속 나오며 혈담이 나온다. → **폐암**
- 손으로 간을 만졌을 때 딱딱하게 부어 있음을 느낀다. → **간암, 간 전이**
- 혀에 응어리나 문드러진 부위가 있다. → **설암**
- 대변이 잘 나오지 않으면서 혈변이 있다. → **대장암**
- 혈뇨가 나온다. → **방광암, 신장암, 신우요관암**
- 황달이 생겼다. → **간암, 간 전이, 담관암, 췌장암**

기본적으로 암을 방치하면서 고통이나 통증이 느껴진다면 모르핀 등의 의료용 마약이나 스텐트, 방사선치료, 라디오파 소작술 등 되도록 몸을 해치지 않고 편안해지는 방법을 궁리할 것이다.

요컨대 ①암을 억지로 찾아내지 않는다, ②암 치료를 하지 않는다, ③괴로운 증상은 완화 케어로 잘 달랜다라는 '암 방치 요법'으로 평온하게 천수를 다 누릴 수 있음을 내가 직접 증명하고 싶다.

Question 02

70세 이상의 고령자라면
암 치료는
하지 않는 편이
좋을까요?

고령자에게는 암 치료가 위험합니다.
《편안하게 저승으로 가고 싶다면
의료를 멀리하라》를 쓴
나카무라 진이치는
자신이 말한 것을 실행하듯
폐암을 방치함으로써
자택에서 평온하게 세상을 떠났습니다.

후생노동성은
"항암제는 고령자에게 듣지 않는다"라고 발표했다.

▶ 전신마취 수술 후에 치매에 걸리거나 쭉 누워서 지낼 수도 있다.

흔히 환자로부터 "나이가 많으면 암 치료는 하지 않는 게 좋을까요?"라는 질문을 받는데, **나이와 관계없이 암의 90%는 방치하면서 통증을 잘 억제하면 편안하게 오래 살 수 있다.**

특히 고령자는 수술이나 항암제로 말미암은 신체 손상 때문에 생명을 단축하기 쉬우므로 현명한 선택이 필요하다. 전신마취를 하고 수술하는 경우 "수술 후에 치매에 걸렸다", "병원에서 누워서 지내게 되었다"와 같은 문제도 많이 생긴다. 그래서 **나는 고령 환자에게 "표준치료를 받으려면 유서를 써두는 게 좋습니다"라고 말한다.**

이쯤에서 그다지 알려지지 않은 전신마취의 무서움에 관해 말하고 싶다.

마취란 '깊이 잠재워진 상태'를 말하는 것일까? 아니다. 전신마취 상태에서는 자력 호흡을 할 수 없어 인공호흡기가 필요하다. 전신마취를 하면 수술이 인체에 주는 통증을 억제함과 동시에 아프다고 느끼는 의식, 호흡이나 반사적 움직임을 조절하는 뇌의 중추 기능, 심장의 혈액 펌프 작용, 호르몬 분비 등 생명 유지에 꼭 필요한 장기의 기능 대부분이 억제되거나 일부 기능을 잃기도 한다.

전신마취는 '우리 몸을 가사(假死) 상태에 접근시키는 의료 행위'이며, 죽음과 이웃한다는 뜻이다. 그래서 **70세가 넘어 심폐 기능이 약해져 있거나 협심증, 뇌경색, 당뇨병, 신장병 등의 지병이 있으면 전신마취로 말미암아 그 상태가 악화될 수 있다.**

그리고 **고령자의 경우 마취가 너무 깊어서 깨어나는 데 시간이 걸리면 수술 후에 섬망(뇌 기능 장애의 일종)이나 치매가 급격히 진행된다는 연구 데이터도 있다.**

암 수술은 대부분 전신마취 하에서 이루어지므로 전신마취의 위험성을 생각해서라도 고령자는 수술을 받아서는 안 된다.

▶ 항암제를 쓰지 않은 그룹이 더 오래 살았다.

'항암제는 고령 환자에게 효과가 적다는 사실이 정부 등의 조사로 밝혀졌다.'

몇 년 전에 TV와 신문에서 이 소식을 크게 보도하자 사람들은 놀라움을 금치 못했다. 그러던 중 후생노동성이 국립암센터에서 진료를 받은 70세 이상의 고령 환자 약 1,500명을 대상으로 연구를 했다. '항암제치료를 중점적으로 한 그룹'과 '통증을 달래는 완화 케어를 중점적으로 한 그룹'으로 나누어서 초진에서 사망까지의 생존 기간을 비교한 결과 말기 폐암과 대장암, 유방암의 고령 환자에서는 진료 성적이 비슷했다.

그런데 폐암에서는 '40개월 이상 생존한 사람은 항암제치료를 하지 않은 그룹뿐이었다', '75세 이상에서 10개월 이상 생존한 사람의 비율은 항암제치료를 하지 않은 그룹이 더 높고 생존 기간도 더 길었다'라는 결과가 나왔다. **요컨대 기존 의료계의 주장과 정반대로 '항암제를 안 쓰는 쪽이 더 오래 산다'는 결과가 나온 것이다.**

2,500명이 넘는 말기암 환자들을 돌봐온 오노데라 도키오 의사는 한숨을 내쉬면서 이렇게 말했다.

"호스피스에서 가슴을 아리게 하는 것은, 항암제치료로 몸이 갈기갈기 찢긴 사람들이 너무 많다는 점입니다. 이들은 여러 가지를 시도했지만 효과를 못 보고 바싹 쇠약해진 모습으로 호스피스에 옵니다. 부작용으로 음식 맛을 못 느끼고, 손발은 저리고, 온몸은 나른해서 몸 둘 바를 모릅니다. 그리고 곧 사망합니다. 이보다 애처로운 일은 없습니다."

▶ 나카무라는 입원하여 폐암 치료를 받았다면 이미
  죽었을 것이다.

"(2020년) 연말에 사망 예정이었는데, (2021년) 3월 하순이 됐는데
도 살아 있어요. 입원해서 폐암 표준치료를 받았다면 나는 이미 죽었
을 거예요."

"그랬을 거예요. 항암제 주사를 연이어 맞았을 것이고, 코로나19
때문에 가족 면회도 못 했겠지요."

이는 공저 《이왕 죽을 바에는 '암'이 좋다》에서 대담 상대였던 나
카무라 진이치와 재회했을 때의 대화다.

나카무라가 폐암 4기로 진단된 지 9개월째인 2021년 3월 말에, 내
저서 《최고의 죽음》의 권말 대담을 겸하여 교토에 있는 그의 자택을
방문했다. 나카무라는 80세가 된 2020년 여름에 호흡 곤란과 간 전
이 때문에 '폐암 4기'로 진단됐다. 이 정도면 보통은 바로 입원한다.
분자표적제나 옵디보, 항암제가 이것저것 투여되는 탓에 부작용에
시달리다가 산소 흡입기나 링거 등의 관을 달고 병원 침대에서 쭉 누
워서 지낼 것이다. 게다가 폐암 4기로 진단된 환자의 반수는 반년 이
내에 대부분 사망한다. '생존 기간 6개월'이다.

나카무라는 베스트셀러 《편안하게 저승으로 가고 싶다면 의료를

멀리하라》의 저자이자, 양로원의 진료소장으로서 700명 이상의 자연사도 보살핀, 기골이 장대한 의사다. '암에 걸렸어도 자연에 맡기면 평온하게 죽을 수 있다'라는 지론대로 자신의 암도 방치했다. 그는 콜록콜록 기침하면서 "집에 있으면 자유롭고, 내가 주인공으로 있을 수 있으며, 원하는 것도 말할 수 있어요"라고 말했고, 선물로 가지고 간 케이크를 맛있게 다 먹을 정도로 생명력이 넘쳤다. 그로부터 3개월이 지난 2021년 6월에, 마지막 날까지 식사도 배설도 자력으로 마친 뒤에 고이 저세상으로 떠났다.

암 치료를 받지 않고 조용하며 평안하게 영면하는 '재택 암 자연사'야말로 나의 궁극적인 이상이다.

Question 03

의료용 마약(모르핀)은
중독되거나
죽음을
재촉하지는 않나요?

Answer 03

그렇지 않습니다.
의료용 마약을
통증이 있는 환자에게 사용하면
중독을 일으키지 않고
오히려 생명이 연장됩니다.
펜타닐, 옥시코돈도 의료용 마약으로서
요즘 많이 쓰입니다.

붙이는 유형과 피하주사로 몸에 넣는 유형은
과잉 투여에 주의할 필요가 있다.

▶ 모르핀은 인류가 자연계에서 얻은 최고의 진통제다. 충분히 사용하는 것이 사용하지 않는 것보다 더 오래 산다.

통증에 시달리면서도 모르핀 등 의료용 마약을 "중독될 것 같다", "부작용이 겁난다", "죽음을 앞당기는 것은 아닐까?" 하는 두려움에 사용을 거부하는 환자들이 많다. 그러나 안심해도 된다. 진통제가 듣지 않는 암의 통증에 모르핀을 적절히 사용하면 중독될 일은 없으며, 착란이나 환각이 일어나지 않고 생명을 단축하지도 않는다.

모르핀은 양귀비 열매에서 채취한 마약인 아편을 정제한 '오피오이드'라는 화합물이다. '인류가 자연계에서 얻은 최고의 진통제'로 불리며 200년이 넘도록 사용되고 있다. 모르핀과 비슷한 효능이 있는 펜타닐, 옥시코돈 등도 널리 사용되고 있다.

마라톤을 하면서 느껴지던 괴로움이 도중에 쾌감으로 변하고, 상처를 입어도 잠깐 아프다 마는 것은 우리 뇌에서 '뇌 내 마약'인 베타엔도르핀을 분비해 통증을 뇌로 전달하는 신경을 억제하기 때문이다. 모르핀도 베타엔도르핀과 똑같이 작용하여 통증을 가라앉힌다.

중요한 점은 '적당량'이 어느 정도인지를 판단하는 것이다. 환자마다 그리고 질병의 상태에 따라 '통증이 사라져서 힘들지 않다'라고 느끼는 모르핀의 양이 다르다. 부작용으로는 최초에 메스꺼움이나 졸음이 나타나기 쉽고 변비가 계속되는데, 요즘에는 구토나 설사에 대처하는 다양한 방법이 개발돼서 견디기가 쉬워졌다.

모르핀은 미국인 661명에 대한 비교 연구에서 오히려 생명 연장에 도움이 되는 것으로 증명되었다. 자세히 말하면, 항암제가 듣지 않게 되어 모르핀으로 통증을 억제해야 하는 **말기암 환자들을 모르핀 사용량에 따라 4개 그룹으로 나누었을 때 모르핀이 가장 많이 투여된 그룹의 생존율이 제일 높다**는 결과가 나왔다.

▶ 암 치료를 그만두고 통증을 억제하며 골프나 여행을 즐긴다.

통증과 몸 상태에 따라 적당한 것을 골라서 쓸 수 있는 것도 의료용 마약의 이점이다.

모르핀, 펜타닐, 옥시코돈은 가루약, 알약, 지효성제(효력이 장시간 지속하는 약), 마시는 약, 패치(부착제), 좌약, 주사제, 시린지(syringe.

주사기처럼 생긴 주입기) 등 여러 형태가 있으니 상태를 보면서 섞어 사용해도 괜찮다. 돌발적이거나 극심한 통증에는 1시간마다 반복해서 사용하는 '레스큐(rescue)' 처방도 있다.

게다가 **사용량에는 상한선이 없다.** '소염진통제'라고 불리는 일반 진통제는 많이 사용해서 효능이 어느 수준에 도달하면 사용량을 아무리 늘려도 효험이 더는 좋아지기가 어렵다. 그러나 의료용 마약은 '효능이 더는 듣지 않는' 한계가 없다. 또한 **통증에 따라서 하루에 20mg부터 수천mg 이상까지 증량할 수 있으므로 '언젠가는 약이 듣지 않게 될 거야' 하는 걱정도 없다.**

흔히 "모르핀은 최후의 수단"이라든지 "모르핀을 많이 쓰면 죽음이 가깝다는 뜻"이라는 말은 오해다. 나의 저서 《세계에서 제일 편안한 암 치료》를 쓰기 위해 완화 케어 의사 만다 료쿠헤이와 대담했을 때 "의료용 마약을 초기 분량(20mg)의 100배 이상 사용해 통증을 잘 다스리면서 골프나 여행을 몇 년 동안 즐기는 환자들이 많다"고 들었다.

통증의 유무와 강약은 생존 기간과 의외로 관련이 없으며, 암 치료를 그만두고 통증을 잘 돌봄으로써 상식보다 훨씬 오래 사는 사람들도 허다한 것 같다.

▶ 마약성 진통제인 펜타닐 패치를 붙인 채 뜨거운 목
  욕탕에 들어가지 않는다.

단, 모르핀 취급에 익숙하지 않거나 부주의한 의사도 있으니 주의
가 필요하다. 탤런트 오하시 교센은 암의 종말기에 이르러서 입원 치
료에서 자택에서의 완화 케어로 전환하자마자 '급성 호흡기능상실'
로 사망했다. 모르핀계 진통제의 과잉 투여가 의심되었다. 왜냐하면
모르핀계의 효능에는 호흡 곤란을 완화하고자 호흡수를 떨어뜨리는
'호흡 억제'의 작용도 있기 때문이다.

교센은 방문 의사에게서 "등 쪽의 통증이 없어진다"라는 말을 듣
고 의료용 마약에 속하는 먹는 약과 부착제를 다량으로 처방받았
다. 갑자기 쇠약해져 의식장애가 생겼는데도 약을 줄이는 돌봄(케어)
을 받지 못한 채 병원에 돌아왔으나 회복되지 못했다. 그 의사는 원
래 피부과 전문의로 주로 여드름 치료를 하던 사람이었다.

다른 진료 과목에서 완화 케어에 참여하는 의사가 증가하고 있어
서 조심해야 한다. **널리 사용되는 펜타닐 패치에는 치명적인 위험이
도사리고 있다. 가슴이나 팔에 붙이고 24시간마다 새것으로 바꾸어
붙이는데, 붙인 곳의 온도가 올라가면 흡수 속도가 단번에 빨라지면서
호흡이 강하게 억제되어 그대로 죽음에 이를 수 있다.** 그러므로 펜타

닐 패치를 붙인 채 뜨거운 목욕탕이나 사우나에 들어가거나 장시간 목욕해선 안 된다. 새것으로 바꾸기 위해 떼어냈을 때 목욕하거나, 붙인 상태에서 미지근한 물에 살짝 들어가는 정도는 괜찮다.

섭취하는 모르핀계는 양이 지나치게 많을 때 위가 받아들이지 않는 등의 이변을 알아차리기 쉽다. 한편, **붙이는 유형이나 피하주사 유형은 모르핀이 혈액에 직접 주입되어 축적되기 쉬우므로 주의해서 사용해야 한다.**

Question 04

암은
생의 마지막 순간까지
통증이
매우 심한가요?

Answer 04

그렇지 않습니다.
모르핀도 듣지 않을 정도로
견디기 힘든 통증은
'암 치료'로 인한 통증입니다.

수술로 신경이 손상되고
후유증으로 장이 엉겨붙어버리면
죽을 때까지 고통받는다.
항암제의 부작용도 오래간다.

▶ 암을 뿌리째 없애려고 할수록 고통이 커진다.

암에 걸리면 죽기 직전까지 통증에 시달릴 것이라고 생각하겠지만 그냥 내버려두면 통증이 없을 가능성이 크고, 통증이 오더라도 모르핀이나 방사선치료로 확실하게 억제할 수 있다.

견딜 수 없는 갖가지 고통, 심한 장폐색, 손상된 신경의 찌릿찌릿한 통증, 손발의 부종, 마비, 저림 등은 암이 아닌 '암 치료' 때문에 생긴다. **자기 몸속에 암이 있다는 것을 알면 누구나 '되도록 빨리 암을 뿌리 뽑고 싶다'고 바라지만 그 소원은 몸도 인생도 엉망으로 만들어버린다.**

예를 들어, 식도에 생긴 암을 절제할 때는 장기를 통째로 잘라내는 '전체 적출'을 하기 쉽다. 그렇게 되면 위나 대장을 끌어올려 '대용(代用) 식도'를 만들어서 꿰매야 하므로 10시간 가까이 걸리는 큰 수술이 된다. 그 때문에 수술 직후에 사망하거나 봉합부전 등의 합병증이 생기거나 하는 위험성이 있다.

수술 후유증을 겪으며 환자들은 "이럴 줄 몰랐다!" 하고 탄식한다. 일본의 록밴드 체커즈(CHECKERS)의 멤버였던 다카모쿠 요시히코는 '위암의 전체 적출+식도 절반 절제' 수술을 받은 지 14년이 지난 후에 어느 강연에서 암 수술의 고충을 이렇게 말했다.

"식도와 장이 결합되어 장의 일부가 위를 대신하고 있어서 음식물이 한꺼번에 소장으로 흘러 들어가 고통스러워요. 저혈당도 생기기 쉬워요. 지금도 끼니는 하루에 대여섯 번으로 나누어서 조금씩 꼭꼭 씹어 먹고 있습니다."

대장 절제 수술을 받으면 메스에 의해 복막이 손상되어 암이 날 뛰고, 장이 부분적으로 뒤틀리면서 엉겨붙을 수 있으므로 심한 장 폐색이 일어나기 쉽다. 최악의 경우, 코로 튜브를 삽입한 채 장의 내용물을 빨아내는 생활을 하게 된다.

식도암이나 폐암에 걸린 환자의 통증도 수술이 원인이다. 그 이유는 가슴을 절개하기 위해 늑골(갈비뼈)을 따라 뻗어 있는 늑간신경까지 손상시키거나 절단시키기 때문이다.

▶ 항암제치료 체험은 참혹함 그 자체다.

항암제의 부작용은 비참하고 끔찍하다.

탤런트 다이타 히카루는 건강검진에서 유방암이 발견되어 유방 전체 적출과 림프샘 절제 수술을 받은 뒤에 항암제치료를 시작했다. 다이타는 항암제 부작용에 대해 이렇게 고백했다.

"숙취 같은 불편함, 식욕 부진, 권태가 몰려왔으며, 온몸의 관절에서 통증이 밀려들었습니다. 치료 후에 폐경이 될 수 있다는 말도 들었어요. 머리카락도 거의 다 빠졌는데 남은 머리카락은 남편이 면도기로 깎아줬습니다."

다이타는 결국 불임치료를 위해 항암제치료를 일시 중단했다.

내 생각에 다이타는 전체 적출도 림프샘 절제도 항암제치료도 불필요했다. 건강검진을 해서 자신의 몸에 죄를 지은 것이다.

환자들 중에는 "항암제치료 뒤 7년이 지나도 양손이 저려서 물건을 못 집니다", "발가락에 감각이 없어서 자꾸 넘어져요" 식으로 말초신경의 이상이 오래가는 경우도 많았다. 이뿐이 아니다. "항암제의 영향으로 칼슘의 흡수력이 떨어져서 척추에 압박골절이 생겼어요", "누워서도 일어나서도 기분이 영 안 좋아요. 이제 지쳤어요. 빨리 눈을 감고 싶어요" 등 하소연을 듣다 보면 애처롭기가 그지없다.

방사선치료는 기본적으로 수술과 치료 성적이 다르지 않은데 몸에 입히는 피해는 훨씬 적다. '고정도(高精度) 방사선치료'나 '핀포인트 조사(pin point 照射)' 등의 기술도 해마다 진보하여 병터에 집중적으로 쐬일 수 있기에 후유증이 거의 생기지 않는 선량도 산출돼 있다. 자궁암, 폐암, 설암, 간암, 전립샘암, 직장암, 방광암, 질암, 피부암, 뇌종양 등 **치료 가능한 암의 범위도 넓어졌다. 단, 선량을 너무 많이 쐬는**

의사도 있기 때문에 방심은 금물이다.

　다만 '방사선치료의 첨단'이라고 선전하는 '중입자선(重粒子線)'은 별도다. 이론적으로는 이 치료가 일정한 선량으로 종래보다 훨씬 많은 암세포를 죽일 수 있고, 중입자선의 선량이 가장 높은 부분을 암에 거듭 쏘임으로써 후유증의 발병률을 낮춘다고 한다. 그러나 현실적인 이점이 불명확하고, 위중한 후유증에 시달리기 쉽다. 입안에 암이 생겨서 중입자선치료를 받은 환자가 "조사(쏘임)한 주변에 암이 재발하여 입을 벌리는 근육이 수축하는 바람에 입을 몇 mm밖에 벌릴 수 없어서 유동식만 먹어요. 얼굴 살이 쏙 빠졌어요"라며 한탄하기도 했다.

▶ 이토록 평온하게 운명할 수 있다면 암은 두렵지 않다고 생각했다.

　반면에, 암을 치료하지 않고 방치한 환자의 가족으로부터는 "상상했던 것보다 훨씬 편안하게 눈을 감으셔서 놀랐습니다"라는 연락을 자주 받는다.

- "최후까지 고통 없이, 잠들 듯이 숨을 거두셨습니다."
- "재택 완화 케어 덕분인지 호흡 곤란도 없이 돌아가기 직전까지 대화를 나누었습니다."
- "이렇게 편안히 영면할 수 있다면 암은 무섭지 않다고 생각했습니다."

배우 오가타 겐은 간암 수술도 항암제치료도 '일을 할 수 없게 된다'는 이유로 거부했다. 그 후 계속 일을 하다가 출연할 드라마의 제작을 발표한 지 며칠 후에 그 어떤 고통도 받지 않고 평온하게 세상을 떠났다고 한다.

작가 모리 요코는 경성 위암을 치료하지 않고 호스피스에서 마지막 3개월을 보냈다. 병실에서 지인이나 가족과 담소를 나눴으며, 죽음 직전까지 소설을 썼다. TV 진행자 이쓰미 마사타카가 경성 위암의 대수술을 받고 최후까지 장폐색으로 심하게 고생한 것과는 대조적이다.

암이 무서운 질병이라고 알려진 것은 암 표준치료 탓이다.

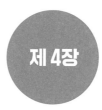

제 4장

"이것만 하면 암이 예방되거나 사라진다"는 말은 전부 엉터리

- 암 환자들을 헷갈리게 하는 풍문들 -

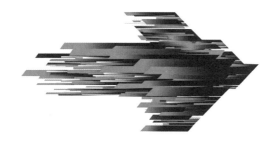

뜨거운 목욕탕에서
몸을 따뜻하게 하여
체온을 올리면
암이 없어질까요?

Answer 01

"체온을 올리면 암이 낫는다"는 말은
의학적으로 터무니없는 말입니다.
실은, 35℃대로 체온을 유지하는 사람이
제일 오래 산다고 합니다.

———

고열로는 암세포만 사멸시키지 못한다.

▶ 암세포는 43℃ 이상의 고온에서 죽는다. 그렇지만 43℃ 이상에서는 온몸의 단백질도 성질이 변하기에 생명이 위태로워질 수 있다.

- "어떻게 하면 체온을 올릴 수 있어요?"
- "평소 체온을 유지하려 주의합니다."
- "암이 고온에 약하다고 해서 여름에도 뜨거운 물에 몸을 담급니다."

암 환자들이 하나같이 "체온을 올리고 싶다"고 해서 깜짝 놀랐다. **실망시켜서 미안하지만, '체온을 올리면 암이 낫는다'는 말은 의학적으로 이치에 맞지 않다.** 확실히 암세포는 고온에서 죽는다. 단, 체온을 43℃ 이상으로 유지해야 암세포가 죽는다. 하지만 체온이 43℃ 이상 되면 사람은 열중증에 걸리거나 온몸의 단백질이 변성하여 사망하고 만다.

장시간 피부에 손난로를 대고 있거나 뜸을 반복 시행하여 몸에 화상 자국이 생긴 환자들을 자주 본다. 하지만 **뜸으로 체내에 유입된 열은 혈액에 전해져서 순식간에 흘러가버리고 암세포에는 도달하지 않는다.** 나는 게이오대학병원에 근무하던 시절에 온열 기구를 본

격적으로 도입하여 암 치료에 사용했다. 그런데 전혀 효험이 없었고, 도리어 몸 상태가 나빠지는 환자가 속출했다. "이거 틀렸구나!" 하고 1년도 안 돼서 내팽개쳤다.

본디 인체에서 '체온 상승'은 몸이 비상사태임을 알리는 현상이다. 사람은 항온(恒溫)동물이라 평소에 체온이 일정하게 유지되고 있다. 그러다 코로나19 같은 병원균이 침입하면 몸이 체온을 올림으로써 '감염' 사실을 알려준다.

체온 상승은 우리 몸이 총력을 기울여서 병원균을 침입 초기에 물리치려는 신호탄이다. 다시 말해, 최전방에서 싸우는 병사, 즉 백혈구 등의 면역세포가 활발하게 움직일 수 있도록 체온을 올리는 것이다. 하지만 이런 변화는 어디까지나 우리 몸의 '비상사태 선포'에 따른 것이다. "체온을 올리면 면역력이 강해진다"라는 주장을 뒷받침하는 데이터는 하나도 없다.

▶ 놀랍게도 35℃대에서 체온이 높아질수록 사망률이 높게 나타났다.

오히려 '체온이 낮은 사람의 수명이 더 길다'는 데이터는 있다. 놀랍게도, 평소 35℃대를 유지하는 사람이 제일 오래 살았다는 연구 결과가 그것이다. 연구 대상은 미국 하버드대학교 부속병원에서 정기적으로 진료를 받던 18세 이상의 외래환자 3만 5,488명이었다. 그들을 1년간 추적 조사한 결과 사망률이 가장 낮은 사람들은 '평열 35℃대 그룹'이었다. 체온이 0.149℃ 높아질 때마다 1년 후의 사망률이 8.4%씩 올라갔다.

이와는 별도로, 미국의 65세 남성 700명을 25년간 추적한 연구와 **세계 각국의 100세 연구 결과를 살펴보면, 오래 사는 사람들의 특징으로 '저체온'이 꼽히고 있다.** 105세로 사망하기 직전까지 활약한 세로카국제병원의 전 명예원장 히노하라 시게아키도 그중 한 명이다. 그는 100세 때 한 강연에서 "잠자리에서 일어났을 때 내 체온은 35℃ 전후입니다"라고 밝혔다.

▶ 1년에 약 1만 9천 명이 목욕탕에서 죽는다.

하지만 암 환자들 가운데는 뜨거운 물에 몸을 담그면 면역력이 강화된다고 믿는 사람들이 많다.

이런 믿음의 뿌리는 면역학자 아보 도오루다. 그는 "암은 저체온을 아주 좋아한다. 체온을 올리는 데는 목욕이 최적이다. 몸이 따끈하면 혈류가 좋아지고 면역력이 높아져서 암이 저절로 낫는다"라고 주장해 큰 바람을 일으켰다. 그가 추천하는 '따끈따끈 건강법'은 목욕을 좋아하는 국민들에게 대호평을 받았다.

하지만 이러한 주장에 대한 의학 데이터 등의 근거는 전혀 없다. 그런데도 많은 의사의 지지를 얻어 널리 알려졌으며, 지금도 '온활(몸을 따뜻하게 하는 활동)', '냉기 제거' 사업이 크게 번창 중이다.

뜨거운 물에 몸을 오래 담그는 사람들이 많은 탓인지 목욕 중에 죽는 일본인이 적지 않다. 후생노동성의 추측 계산에 따르면, 연간 약 1만 9천 명이다. 왜 이런 일이 생길까?

더운 목욕물 속에서는 몸의 열이 빠져나갈 곳이 없어서 '욕실 열중증'에 걸리기 쉽다. 특히 고령자가 죽기 쉽다. 샤워 문화를 가진 영국과 미국에서는 '65세 이상의 연간 익사자' 수가 10만 명 중 1~2명인데 비해, 일본에서는 19명으로 차이가 크게 난다. 그 대부분이 욕조에서 익사했다. **고령자는 체온을 조절하는 능력도, 몸의 변화를 깨닫는 감각도 무뎌져 있어서 체온이 확 올라가도 "기분이 좋구나" 하며 느긋하게 있다가 기절해서 목숨을 잃는다.**

치바과학대학에서는 '욕조에서 컨디션이 나빠지는 고령자의 약 80%에서 열중증이 의심된다'는 연구 결과를 발표하기도 했다. 설문 결과에 따르면, 이들 조사 대상자 가운데 42℃ 이상의 고온욕을 습관적으로 하는 사람이 40%, 뜨거운 목욕물에 10분 이상 몸을 담그는 사람이 30%를 차지했다. **고온욕은 열중증을 부를 뿐만 아니라 혈액이 걸쭉해지면서 혈액을 굳히는 혈소판을 활성화하여 혈전을 만듦으로써 뇌경색이나 심근경색을 일으킨다.** 욕조에 앉아 있다가 몸이 따뜻해진 후에 일어서면 혈압도 롤러코스터처럼 요동친다.

그러니 세 가지 사실을 기억하자.

- 일부러 체온을 올린다고 해서 면역력이 강화되지 않으며, 암을 예방하거나 치유할 수도 없다.
- 고온욕, 장시간의 목욕은 열중증을 일으켜 목숨을 잃을 우려가 있다.
- 장수하는 체온은 35℃대이다.

Question 02

헬리코박터파일로리균이나
유전자 검사 키트를
이용하면
암을 예방할 수 있나요?

그렇지 않습니다.
중요한 건 '암 사망자 수',
'총 사망자 수'의 감소인데,
헬리코박터파일로리균을 제균하더라도
생명이 연장되지 않습니다.
그리고 유전자는 약 2만 개나 있어서
아무리 검사를 잘하더라도
발암의 위험성은 알 수 없습니다.

손쉬운 검사는 우리를 병원에 불러들이기 위한 함정이다.

▶ 헬리코박터파일로리균, 대장암 등의 검사는 불행의 시작이다.

'위암의 대부분은 헬리코박터파일로리균을 제균하면 예방할 수 있습니다. 단 5분이면 검사 완료!'

암의 조기 발견을 추진하는 협회에서는 이런 선전 문구를 반복한다. 그러나 '헬리코박터파일로리균을 없애면 위암으로 죽지 않는다'고 착각하지는 말아야 한다.

이런 협회에서는 '아는 것으로, 행동하는 것으로 예방할 수 있는 질병이 있습니다'라고 외치면서 헬리코박터파일로리균, 대장암(대변 잠재 혈액), 사람유두종바이러스* 등의 간이검사 기구를 잇달아 발매하고 있다.

헬리코박터파일로리균 키트는 자신의 오줌을 3㎖ 정도 채취하고, 대장암 키트는 이틀 연속 대변을 전용 봉으로 소량씩 채취하고, 사람유두종바이러스 키트는 질 내에 면봉을 삽입해 분비액을 채취한 뒤 밀봉하여 우편으로 보내면 후일에 검사 결과를 통보받을 수 있다.*

---

* 사람유두종바이러스 : 자궁경부암의 원인이 되는 종양을 만드는 균.

* 진단 키트는 이 외에 다양한 형태가 시중에 나와 있다.

조금이라도 불안한 요소가 있다면 병원에서 제대로 검사하면 된다.

그러나 건강한 사람이 검사로 암을 조기에 발견하면 정신적 충격이나 쓸데없는 검사와 치료로 심신을 해치는 피해를 크게 당할 수 있기 때문에 총 사망률은 줄어들지 않는다. 이는 몇몇 나라에서 시행된 비교 시험에서 확실히 증명되었다. 생명을 연장할 수 없는 검사를 받는 건 불행의 시작일 뿐이다.

▶ 제균으로 위암 사망자 수는 줄었지만 식도암이 증가했다.

특히 헬리코박터파일로리균을 제균하는 건 해로움이 크다. **한국의 비교 시험에서는 제균한 사람이 더 많이 죽었다. 헬리코박터파일로리균을 죽이고자 두 종류의 강한 항균제를 일주일 동안이나 먹으면 장내 환경이 나빠져 면역력이 약해지기 때문이다.** 제균 탓에 심한 대장염이나 폐렴에 걸려서 입원한 채 숨지는 사람도 있다.

중국의 비교 시험에서는 제균 그룹에서 위암 사망자 수가 줄어든 만큼 식도암 사망자 수가 증가하여 사망자 수의 합계는 아무것도 하지 않은 그룹과 같았다. 제균하면 위산이 증가하여 역류하기에 식도 점막에 암이 생길 수도 있다. 제균 그룹에서는 다른 사망 원인을 포함한 총 사망자 수도 증가했다. 일본의 비교 시험에서도 헬리코박터파일로리균을 제균한 사람에게서 조기 위암이 발견된 수는 줄었지만, 그들의 위암 사망자 수는 제균하지 않은 사람과 같았다.

세계 최대 규모의 의료 데이터베이스인 코크란도서관(Cochrane Library)의 평가도 '헬리코박터파일로리균의 제균이 위암 사망자 수, 원인을 따지지 않는 총 사망자 수에 영향을 미쳤는지는 불분명하다' 고 되어 있다. 그런데도 의사는 제균을 권유하고, 일단 제균을 하면 "제균에 성공해도 재감염이나 위암의 발생 위험이 있으니 해마다 위 내시경 검사를 받아야 합니다"라고 말해 평생 병원에 다니게 만든다.

대장암의 대변 잠재 혈액 검사도 사람유두종바이러스 검사도 마찬가지다. 검사 효과는, 1천 명이 검사를 성실히 10년 이상 계속 받으면 전체 암 사망자 가운데 1명 정도가 줄어들까 말까 하는 정도다.

과잉 치료의 단점은 헤아릴 수 없을 정도로 많다. 검사 키트는 건강한 사람을 병원으로 유인하는 계략의 도구다.

▶ 타액을 우편으로 보내면 암 위험성을 알 수 있다는
유전자 검사 키트는 엉터리 상술이다.

'당신의 타액(침)을 용기에 넣어 동의서와 함께 우편으로 보내면 체질부터 본인이 걸리기 쉬운 암의 종류까지 알 수 있다.'

유전자 검사 키트 사업도 인기가 있어서 인터넷에서 검색하면 윗 글과 같은 문구가 수백 건이나 뜬다. 채혈하지 않아도 침 속의 백혈 구로 유전자를 조사할 수 있다고 선전한다. 350개 항목 이상의 유전 자 검사가 거의 3만 엔 선이다. 유전자 검사를 하면 암을 비롯한 질 병, 알코올 대사, 비만·탈모 등의 체질, 학습 능력, 운동 능력, 성격까 지 알 수 있다는 식으로 광고한다.

유전자 검사 키트를 사용하기 전에 반드시 생각할 점이 있다. "알면 어떻게 할 것인가?"라는 문제다. 암과 같은 질병을 멀리하는 데는 '영 양을 골고루 섭취하고, 잘 움직이고, 잘 잔다. 담배는 끊고, 술은 적 당량 마신다' 정도면 된다. 담배도 안 피우는데 유전자 검사 결과 '폐암에 걸릴 위험이 높다'고 나오면 어떤 대책을 세울 수 있겠는가? **"검사 결과는 믿을 수 있을까?" 하는 의문도 있다. 제조 회사에 따라서 결과가 전혀 다르다는 이야기가 들리기 때문이다.**

이같이 '유전자 키트 상술'은 순 엉터리다.

인간의 유전자는 약 2만 개나 되는데, 세포 안에서 기능을 발휘하는 것은 유전자를 설계도로 하는 단백질이다. 그 종류는 5만~10만 개로 추정된다. 너무 많아서 단백질의 정확한 수효와 각각의 기능이 제대로 밝혀지지 않았다. 게다가 단백질들이 상호작용을 하면서 복잡하게 기능을 발휘한다.

요컨대, 유전자와 단백질의 단일 작용과 상호작용에 관해 알려진 내용이 전혀 없다. 예를 들어, 정상 세포가 암세포로 변할 때는 수십 개의 유전자 변이가 관여된다고 생각된다. 그렇지만 2만 개의 유전자가 어떻게 변이하고 어떤 식으로 조합해서 암세포가 생기는지는 밝혀지지 않았기에 현재로서는 '우연'이라고밖에 말할 수 없다.

유전자 검사 키트의 실체를 한마디로 표현하면 '비싼 돈을 받지만 전혀 맞지 않는 운세 뽑기 기계'다.

암을 사라지게 하는
음식이
정말 있을까요?

Answer 03

의학적으로 증명된
'암을 사라지게 하는 ○○'는 없습니다.
암은 아무것도 안 해도 잘 사라집니다.
그 이유는 알려지지 않았습니다.

중요한 건 균형 있는 영양 섭취와
살이 빠지지 않게 관리하는 것이다.

▶ 식품 성분으로는 변이한 암세포를 원래대로 되돌릴 수 없다.

'암이 사라진다'는 말은 환자나 그 가족에게 큰 희망이다. 그래서 "특정 음식이나 음료를 섭취하면 암이 낫습니다"라고 의사가 주장하면 자신도 모르게 그 음식이나 음료를 열심히 사게 된다. 그런데 그 내용을 보면 당질이 많은 채소 주스·수프가 있는가 하면, 당질을 배제한 음식이 있는 등 제각각이다.

의학적으로 증명된 '암을 사라지게 하는 식사법'은 없으며, '암에 걸리지 않는다, 암이 사라진다, 암이 치유된다'는 요법들도 현실적으로 있을 수 없다. **암은 정상 세포의 유전자가 변이해서 생기는 '유전자 질병'이다. 분자의 배열이 바뀐 유전자를 식품 성분으로 원래대로 되돌리는 것은 무리다.**

나는 의사로 50년 가까이 일하면서 암이 성장을 멈추거나 갑자기 작아졌거나 사라진 예를 많이 봐왔다. 예컨대, 내가 돌보던 환자 중 한 명이 진행성 위암, 조기 위암, 식도암을 5개월째 방치하고 있었다. 그가 TBS TV 방송국의 한 예능 프로그램에 출연해 건강검진을 했는데, 당시 TV 화면에 비친 검사 결과를 보니 식도암이 사라지고 없었다. 이처럼 전이한 암도 갑자기 없어질 수 있다. 대장암과 신장암을 각각 방치한 두 환자의 폐 전이가 어느새 사라진 적도 있었다. 상피 내에 생긴 0기 자궁경부암은 유사 암이어서 내버려두면 사라진다. 이처럼 암은 잘 사라진다. 이런 환자들의 식사나 생활습관 등에 특별히 공통된 사항이 없는데, 왜 음식으로 암이 저절로 없어진다고 하는지 도무지 알 수가 없다.

▶ 채소를 듬뿍 먹어도 암 예방 효과는 불투명하다.

그러면 음식으로 암에 걸릴 위험성을 줄일 수는 있을까?

미국 정부가 발표한 '암 예방 효과가 높은 채소 피라미드'를 보면 가장 예방 효과가 높은 것으로 마늘, 양배추, 콩, 당근 등을 꼽고 있다. 하지만 콩의 이소플라본(폴리페놀 성분)을 다량 섭취하면 유방암에 걸릴 위험성이 커진다는 연구 보고가 있고, 당근에 풍부한 베타카로틴을 흡연자가 다량 섭취하는 연구에서는 폐암이 증가했다.

우리는 건강을 위해 채소를 많이 먹으라는 말을 어릴 때부터 많이 들어왔다. 후생노동성은 1일에 350g, 즉 양 손바닥에 얹을 수 있는 채소량의 3배를 섭취하도록 권장했지만 "채소나 과일을 많이 먹으면 암에 걸릴 위험성이 줄어들지 어떨지는 불분명하다. 식도암·위

218

암·폐암에서는 그 효과가 기대되지만, 암은 흡연이나 음주와 관련도 깊어서 명확한 결론이 나지 않았다"라고 발표하기도 했다. 또한 건강기능식품에 관해서도 "건강기능식품의 항암 효과는 어디까지나 '가능성이 있다' 정도로 인식해야 한다"라고 평가했다.

가능성과 기대는 어디에든 있기 마련이지만, 결국 음식의 항암 효과는 분명하지 않다. 영양보충제 대국 미국에서는 존스홉킨스대학교 등이 45만 명분의 데이터를 종합하여 "비타민이나 미네랄의 영양보충제를 섭취하는 것은 돈을 낭비하는 것이다. 영양보충제의 장기적인 건강 효능을 뒷받침하는 증거는 없다. 이제 이를 잊어버리자"라고 발표했다.

▶ 튼튼한 정상 세포야말로 암 예방의 든든한 방파제다. 영양을 균형 있게 섭취해서 저항력을 높이자.

식사로 암에 걸릴 위험성을 줄이고, 이미 생긴 암이 날뛰는 것을 막고 싶다면 육류·우유·달걀 등 동물성 단백질도, 당질도, 지질도 골고루 잘 먹어야 한다.

나는 "암에 걸리면 살을 좀 찌우세요"라고 조언한다. 왜냐하면 암이 정상 세포를 해치고 증식하므로, 세포나 조직을 강화함으로써 파고들 틈을 주지 않는 저항력이 최강의 방파제 구실을 하기 때문이다. **저항력이란 신체 조직의 강인함, 곧 튼튼함이다. 각각의 세포가 튼튼하면 세포가 모인 조직의 강도도 높아져서 암세포의 침입이나 증식을 어느 정도 막을 수 있다.**

여기서 중요한 구실을 하는 것이 콜레스테롤이다. 콜레스테롤은 정상 세포의 막을 형성하여 세포와 조직의 강인함을 뒷받침하는 일등공신이다. 그래서 콜레스테롤을 나쁜 물질로 취급하는 것은 옳지 않다. 살이 빠지면 콜레스테롤이 줄어들어 저항력이 떨어지기에 암이 폭발적으로 증식할 수 있다. 실제로, 콜레스테롤혈증 환자 4만 명에게 약을 먹여 콜레스테롤 수치를 낮춘 데이터에서는 수치가 제일 낮은 그룹에서 암 등으로 말미암은 사망률이 가장 높았다. 콜레스테롤은 지질의 일종으로 육류, 생선, 우유, 달걀에 많이 들어 있다.

당질은 글리코겐으로 근육에 저장되어 체력의 근원이 된다. "설탕은 암의 먹이다", "암에 걸리면 육류와 우유는 피하는 게 좋다", "암을 굶겨 죽여야 한다"와 같은 이야기 역시 모두 거짓이다. **골고루 잘 먹는 것이 암 환자가 살 수 있는 길이다.**

담배와 마찬가지로
술과 커피도
암의 원인인가요?

음주의 영향이 의심되는 암은
간암, 인두암, 식도암,
유방암, 대장암입니다.
흡연과 음주를 둘 다 하는 것은
치명적입니다.
커피는 '발암성'이 없습니다.

술을 많이 마시는 사람은
알코올성 간경화에서 간암으로 진행되기 쉽다.
여성은 적은 양의 알코올로도
간경변증에 걸리기 쉬우므로 주의해야 한다.

▶ 적당량의 음주는 수명을 연장하지만, 술을 지나치게 많이 마시면 암을 부른다.

인류는 기원전부터 담배와 술로, 약 1천 년 전부터는 커피로 스트레스를 풀어왔다. 이는 세계인의 고전적인 기호품이다.

담배는 '무연(연기가 나지 않는) 담배'를 포함하여 암과의 인과관계가 명확하다. 흡연자가 내뿜는 연기, 생담배 연기, 무연 담배에는 발암성이 의심되는 화학물질이 50가지 이상 들어 있다. 흡연으로 들이마신 화학물질이 통과하는 목(후두, 인두)과 폐에 암이 생기기 쉽고, 체내에 흡수된 발암물질은 혈류를 타고 온몸을 돌고 돈다.

한편, **술은 적절한 양을 마시는 건 수명을 연장해주는 것 같다.** 국립암센터는 "술을 적당히 마시는 사람은 마시지 않는 사람보다 심근경색 또는 뇌졸중으로 사망하는 비율이 낮다. 이는 알코올로 혈관이 유연해져서 혈액이 굳기 어려워진 결과라고 여겨진다. 다만, 음주량이 지나치면 암을 부른다"라고 발표했다. **'적당한 음주'의 기준은 하루에 맥주라면 큰 병 1병, 와인이라면 2잔, 청주라면 1컵, 소주라면 3분의 2컵, 위스키라면 더블 1잔 정도까지다.**

또한 국립암센터가 전국의 40~59세 남녀 약 7만 3천 명을 10년간 추적 조사했더니 당초 남성의 70%, 여성의 12%가 '거의 매일'

술을 마셨다. 이들 중에서 남성들의 경우 음주량이 청주 기준으로 1일 평균 2컵 미만이라면 매일 마시든 가끔 마시든 전체 암 발생률이 변하지 않았으나, 1일 평균 3컵 이상 마시는 그룹에서는 1.6배로 높아졌다. 마신 술이 통과하는 구강, 목구멍, 식도, 알코올을 분해하는 간 그리고 대장 등에서 암 발병의 위험성이 높았다.

여성은 매일 술을 마시는 사람이 적어서인지 이 조사에서는 뚜렷한 경향은 나타나지 않았다. 하지만 **"여성이 남성보다 체질적으로 음주의 영향을 받기가 쉬워서 더 적은 양으로도 암에 걸릴 위험성이 높다"**라는 연구 보고가 있다. **특히 알코올성 간경변증에 주의해야 한다.**

남성은 청주를 매일 5컵씩 15년간 마신 경우 20% 미만이 간경변증에 걸려서 간암으로 진행되지만, 여성은 매일 3컵씩 마신 경우 남성보다 더 빨리 간경변증에 걸리는 사람이 많다.

▶ 신타로도, 간자부로도, 다카진도 '담배＋술'이 부른 암으로 사망했다.

흡연과 음주를 모두 하는 것은 몸에 치명적이다. 국립암센터가 남성 2만 명을 대상으로 벌인 조사에서 **흡연자의 경우 가끔 음주하는 사람에 비해서 매일 약 2컵씩 술을 마시는 사람은 2.7배, 약 4컵씩 마시는 사람은 3.6배나 암 사망률이 높았다.**

술을 많이 마시는 골초였던 배우 가츠 신타로(하인두암), 가부키 배우 나카무라 간자부로(식도암), 만화가 아카츠카 후지오(식도암), 탤런트 야시키 다카진(식도암) 등 다수의 유명인들도 목구멍과 식도에 생긴 암으로 세상을 등졌다. **그 원인으로는 알코올 분해효소가 담배의 발암물질을 활성화하고, 발암물질이 알코올에 녹아서 체내에 침투하기 쉬워지기 때문으로 추정된다.**

▶ 미국과 일본이 실시한 대규모 조사에서 '커피를 좋아하는 사람에게는 간암, 대장암 발병율이 적다'는 결과가 나왔다.

그러면 커피는 어떨까?

커피에서는 발암물질이 검출되지 않았을 뿐만 아니라 수많은 음료 중에서 '암을 예방할 가능성이 높다'는 논문이 가장 많이 발표되었다. 미국과 일본이 벌인 대규모 조사에서는 '커피를 좋아하는 사람은 간암, 대장암에 적게 걸린다'는 결과가 나왔다.

2016년에 세계보건기구(WHO)는 커피에 관해 25년에 걸쳐 작성된 1천 건 이상의 논문을 재조사했다. 그 결과를 이렇게 발표했다.

'커피는 발암성이 인정되지 않으며, 오히려 20종 이상의 암에 걸릴 위험성을 줄일 수 있을 것으로 기대된다.'

일본 국립암센터는 전국의 40~69세 남녀 약 9만 명에게 생활습관에 대한 질문의 일환으로 커피나 녹차를 하루에 어느 정도 마시는지를 묻고 그들의 몸 상태를 약 19년간 추적 조사했다. 그사이 사망한 사람은 약 1만 3천 명이었다.

조사 결과 커피를 하루에 3~4잔 마시는 사람은 거의 마시지 않는 사람보다 사망 위험률이 24% 낮았으며, 하루에 5잔 이상 커피를 마시는 사람의 간암 발병률은 마시지 않는 사람의 4분의 1이었다. 그 이유로, **항염증 성분 등이 C형 간염의 진행을 억제하여 간암으로의 이행을 막은 것으로 짐작된다**고 발표했다.

기후대학이 주민 3만 명을 대상으로 폭넓게 조사한 '다카야마 연구(高山 study)'에서는 대장암의 위험률을 줄이는 커피의 효과가 여성에게서 더 크게 나타났다.

이스라엘에서는 북부지방의 주민들 가운데 대장암에 걸린 남녀 5천100명 이상과 대장암에 걸린 적이 없는 남녀 4천 명의 식습관, 운동량, 흡연 여부 등을 비교한 뒤에 "에스프레소, 인스턴트커피, 디카페인 커피 등 어떤 종류의 커피라도 하루에 2.5잔 이상 마시는 사람은, 마시지 않는 사람보다 대장암에 걸릴 위험률이 50% 감소한다"라고 결과를 발표했다.

나 자신도 연구나 외래 진료를 하면서 자주 커피로 기분을 전환한다.

암과 공생하기 위한
마음가짐 30가지

1 '암 치료를 하지 않는다'는 선택은 제일 좋은 수명 연장법이다.
　 진짜 암일 때는 특히 더 그렇다.

2 병원은 위험한 곳이니 가까이 가지 말자.
　 꼭 이용해야 한다면 되도록 이용 기간을 짧게 하자.

3 건강한데 검사로 암을 찾아내는 일은 의미 없는 짓이다.
　 발견되는 암 대부분은 유사 암이다.

4 참을 수 있는 상황에서 어찌하면 좋을지 모를 때는
　 아무것도 하지 않는 것이 제일이다.

5 시간은 최고의 진단 의사이자 최선의 약이다.
　 상태를 지켜보자.

6 유방의 석회화, 폐의 희미한 그림자, PSA 검사로 발견된 암,
　 0기 자궁경부암, 위 점막암, 대장 폴립 등은 모두 유사 암이다.

7 수술하면 암이 날뛴다.

8 많은 종류의 항암제가 쓰이고 있다는 것은
   그 어느 것도 효험이 없다는 사실을 말해준다.

9 암 환자는 암으로 죽지 않는다.
   치료받다가 죽거나 영양실조로 죽을 뿐이다.

10 느낌·기분·생각·감정과 같은, 자신의 오감과 직감을 믿자.

11 암 절제 수술이나 항암제치료로 생명을 연장했다는 증거는
    없다.

12 절제 수술보다 방사선, 라디오파 소작술, 스텐트가
    훨씬 덜 아프면서 치료 성적은 똑같다.

13 "치료하지 않으면 생존 기간은 ○개월이다"라는 말은
    근거 없는 협박이다.

14 의사가 겁을 주는 건 뒤가 켕긴다는 뜻이다.

15 불행히도 의사는 '치료하는 것'만 배웠다.
환자를 회복시키는 교육이 아니라,
환자를 검사와 치료에 찌들게 하는 교육을 받는다.

16 성인의 질병은 암까지 포함하여 90%가 '노화현상'이다.
이는 의료나 약으로 고칠 수 없다.

17 고령자 대부분은 약을 전부 끊으면 몸 상태가 좋아진다.

18 대학병원은 환자가 '좋은 치료'를 받는 곳이 아니라,
'좋은 인체 실험'의 대상이 되는 시설이다.

19 외과의는 대수술일수록 보람을 더 크게 느낀다.

20 수술은 위험한 재앙이며, 몸에 큰 상처를 입히는 일이다.

21 항암제의 부작용은 '독성'에 의한 것이다.

22 치료 성적이 좋다는 항암제 데이터는 제약회사가 정리한 것
이다.

23 가능하면 모든 약을 끊자.
그것이 불가능하다면 최소한으로 줄이자.

24 모든 약의 부작용은 온몸에 영향을 끼친다.

25 복용을 중지해서 몸이 안 좋아질 것 같은 약물은
그 종류가 아주 적다.

26 통증은 참지 않는다.
아세트아미노펜이 듣지 않으면 의료용 마약을 사용하자.

27 암으로 통증을 느낄 때 쓰는 의료용 마약은
중독을 일으키지 않는다.

28 지나치게 살이 빠지거나 찌는 상태는 암을 부른다.

29 "암이 사라진다", "암을 예방하거나 치유한다"라고
주장하는 요법은 모두 엉터리다.

30 골고루 잘 먹고, 잘 움직이며, 잠을 푹 자자.
금연하고 절주하자. 건강법은 이것이 전부다!

옮긴이 _ 배영진

부산대학교를 졸업하고, 육군본부 통역장교(R.O.T.C)로 복무하면서 번역의 묘미를 체험했다. 삼성그룹에 입사해 중역으로 퇴임할 때까지 23년간 일본 관련 업무를 맡아 했으며, 10년간의 일본 주재원 생활은 번역가 인생에 큰 영향을 미쳤다. 현재는 일본어 전문 번역가로서 독자에게 유익한 일본 도서를 기획·번역하고 있다.

주요 역서로는 《고혈압 新상식》, 《당뇨병 치료, 아연으로 혈당을 낮춰라!》, 《아이 두뇌, 먹는 음식이 90%다》, 《5목을 풀어주면 기분 나쁜 통증이 사라진다》, 《은밀한 살인자 초미세먼지 PM2.5》, 《1일 3분 인생을 바꾸는 배 마사지》, 《장뇌력》, 《단백질이 없으면 생명도 없다》, 《1일 3분 인생을 바꾸는 배 마사지》, 《초간단 척추 컨디셔닝》 등이 있다.

의사를 만나기 전 알아야 할 암 치료의 진실
암의 역습

초판 1쇄 발행 | 2022년 3월 24일
초판 6쇄 발행 | 2024년 4월 30일

지은이 | 곤도 마코토
옮긴이 | 배영진
펴낸이 | 강효림

편집 | 곽도경
디자인 | 채지연

종이 | 한서지업㈜
인쇄 | 한영문화사

펴낸곳 | 도서출판 전나무숲 檜林
출판등록 | 1994년 7월 15일·제10-1008호
주소 | 10544 경기도 고양시 덕양구 으뜸로 130
　　　 위프라임트윈타워 810호

전화 | 02-322-7128
팩스 | 02-325-0944
홈페이지 | www.firforest.co.kr
이메일 | forest@firforest.co.kr

ISBN | 979-11-88544-81-3 (13510)

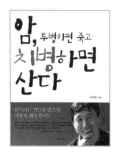

암, 투병하면 죽고 치병하면 산다

저자는 암 진단을 받고 의사의 권유로 수술과 방사선 치료까지 마쳤으나 폐로 전이되고 결국 말기암 선고를 받았다. 그후 산골 마을에서 요양하면서 자신의 몸을 실험실 삼아 다양한 치료법들을 접해보고, 올바른 치료의 길을 모색해왔다. 이 과정에서 깨달은 암 극복의 올바른 시각과 방법, 암 치병을 위한 실천 과제를 담았다.

신갈렙 지음 | 332쪽

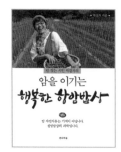

암을 이기는 행복한 항암밥상

하루에 세 번 음식을 씹고, 소화하고, 배설하는 과정에서 생기는 건강한 에너지는 우리 몸에 강한 생명력을 부여한다. 이 책에 실린 모든 음식은 암 치유에 필요한 '생명력'을 살리는 천연의 항암음식이다. 제철의 햇볕을 받고, 제철의 온도와 바람으로 키워진 식재료는 방사선보다 더 강한 생명의 빛을 품고 있으며, 항암약물보다 더 강한 약성으로 우리 몸을 치유한다.

박경자 지음 | 312쪽

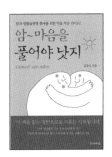

암~ 마음을 풀어야 낫지

암 발생의 가장 큰 원인 중의 하나는 바로 스트레스다. 따라서 스트레스로 고통받는 마음을 풀어야 꼬인 유전자가 풀리고 서서히 건강한 세포가 살아나기 마련이다. 저자는 암을 치료하는 데 있어서 심리치료와 영성치료의 중요성을 강조하고 전반적인 심신의학의 치료법은 물론이고 명상을 통해 마음을 치료하는 법도 제시하고 있다.

김종성 지음 | 288쪽

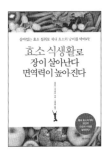

효소 식생활로 장이 살아난다 면역력이 높아진다

'체내 효소(인체에서 생성하는 효소)의 양은 정해져 있기 때문에 효소를 얼마나 보존하느냐가 건강을 좌우한다'고 강조하면서 나쁜 먹을거리와 오염된 환경, 잘못된 식습관 때문에 갈수록 줄어드는 체내 효소를 어떻게 하면 온존하고 보충할 수 있는지를 상세히 알려준다. 그리고 장 건강을 위해 효소 식생활이 얼마나 중요한지도 알기 쉽게 설명한다.

츠루미 다카후미 지음 | 김희철 옮김 | 244쪽

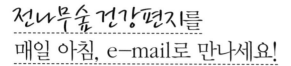

전나무숲 건강편지를
매일 아침, e-mail로 만나세요!

전나무숲 건강편지는 매일 아침 유익한 건강 정보를 담아 회원들의 이메일로
배달됩니다. 매일 아침 30초 투자로 하루의 건강 비타민을 톡톡히 챙기세요.
도서출판 전나무숲의 네이버 블로그에는 전나무숲 건강편지 전편이 차곡차곡
정리되어 있어 언제든 필요한 내용을 찾아볼 수 있습니다.

http://blog.naver.com/firforest

 '전나무숲 건강편지'를 메일로 받는 방법 forest@firforest.co.kr로 이름과 이메일 주소를
보내주세요. 다음 날부터 매일 아침 건강편지가 배달됩니다.

유익한 건강 정보,
이젠 쉽고 재미있게 읽으세요!

도서출판 전나무숲의 티스토리에서는 스토리텔링 방식으로 건강 정보를
제공합니다. 누구나 쉽고 재미있게 읽을 수 있도록 구성해, 읽다 보면 자연스럽게
소중한 건강 정보를 얻을 수 있습니다.

http://firforest.tistory.com

스마트폰으로 전나무숲을 만나는 방법

네이버 블로그   다음 블로그